essentials

essentials liefern aktuelles Wissen in konzentrierter Form. Die Essenz dessen, worauf es als „State-of-the-Art" in der gegenwärtigen Fachdiskussion oder in der Praxis ankommt. *essentials* informieren schnell, unkompliziert und verständlich

- als Einführung in ein aktuelles Thema aus Ihrem Fachgebiet
- als Einstieg in ein für Sie noch unbekanntes Themenfeld
- als Einblick, um zum Thema mitreden zu können

Die Bücher in elektronischer und gedruckter Form bringen das Expertenwissen von Springer-Fachautoren kompakt zur Darstellung. Sie sind besonders für die Nutzung als eBook auf Tablet-PCs, eBook-Readern und Smartphones geeignet. *essentials:* Wissensbausteine aus den Wirtschafts-, Sozial- und Geisteswissenschaften, aus Technik und Naturwissenschaften sowie aus Medizin, Psychologie und Gesundheitsberufen. Von renommierten Autoren aller Springer-Verlagsmarken.

Weitere Bände in der Reihe http://www.springer.com/series/13088

Laura Benner · Marietta Kirchner
Johannes Krisam · Kevin Kunzmann
Anja Sander

Auswertung klinischer Studien mit SPSS

Ein Leitfaden zur strukturierten Herangehensweise

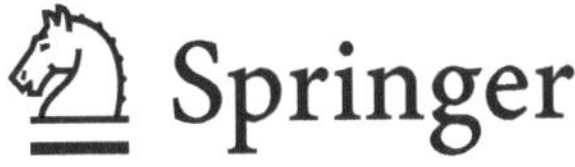

Laura Benner
Institut für Medizinische
Biometrie und Informatik
Universitätsklinikum Heidelberg
Heidelberg, Deutschland

Marietta Kirchner
Institut für Medizinische
Biometrie und Informatik
Universitätsklinikum Heidelberg
Heidelberg, Deutschland

Johannes Krisam
Institut für Medizinische
Biometrie und Informatik
Universitätsklinikum Heidelberg
Heidelberg, Deutschland

Kevin Kunzmann
Institut für Medizinische
Biometrie und Informatik
Universitätsklinikum Heidelberg
Heidelberg, Deutschland

Anja Sander
Institut für Medizinische
Biometrie und Informatik
Universitätsklinikum Heidelberg
Heidelberg, Deutschland

ISSN 2197-6708   ISSN 2197-6716   (electronic)
essentials
ISBN 978-3-658-23439-3   ISBN 978-3-658-23440-9   (eBook)
https://doi.org/10.1007/978-3-658-23440-9

Die Deutsche Nationalbibliothek verzeichnet diese Publikation in der Deutschen Nationalbibliografie; detaillierte bibliografische Daten sind im Internet über http://dnb.d-nb.de abrufbar.

Springer ist ein Imprint der eingetragenen Gesellschaft Springer Fachmedien Wiesbaden GmbH und ist ein Teil von Springer Nature
Die Anschrift der Gesellschaft ist: Abraham-Lincoln-Str. 46, 65189 Wiesbaden, Germany

Was Sie in diesem *essential* finden können

- Einen roten Faden, an dem Sie sich bei der Auswertung von Studiendaten entlang hangeln können
- Eine Anleitung in SPSS: vom Einlesen von Daten über gängige statistische Tests bin hin zur Erstellung von Grafiken
- Merke!-Kästen am Ende jedes Kapitels
- Ausblicke und weiterführende Hinweise

Vorwort

Bei der statistischen Auswertung von klinischen Daten ist eine strukturierte Herangehensweise erforderlich. Anhand eines konkreten Studienbeispiels werden in diesem *essential* die einzelnen Schritte der Auswertung einer klinischen Studie beschrieben und durchgeführt. Dabei steht die Umsetzung mit der Software SPSS im Fokus und wird in Form von Erklärungen und Screenshots aufgezeigt (diese basieren auf IBM SPSS Statistics Version 24 sowie Microsoft Excel Version 14.0.7208.5000). Unserer Erfahrung nach wird SPSS von vielen Klinikern und Medizindoktoranden für Auswertungen verwendet. Aufgrund der Menüsteuerung ist gerade der Einstieg in das Programm leichter als bei manch anderer Software, z. B. R (http://r-project.org) oder SAS (SAS Institute, Cary NC). Zudem sind die Funktionen validiert und Lizenzen sind an den Universitäten und Kliniken häufig vorhanden.

Wir beginnen mit dem Importieren und Bearbeiten der Daten, gefolgt von der deskriptiven Auswertung, wie der Beschreibung von Baseline-Variablen mittels statistischer Kenngrößen. Schließlich folgt die Auswertung der primären und sekundären Endpunkte, die grafische Veranschaulichung der Ergebnisse sowie deren Interpretation. Dabei werden generelle Prinzipien herausgearbeitet, die auf praktisch alle klinischen Datensätze übertragbar sind. Jedes Kapitel endet mit einem Merke!-Kasten.

Natürlich kann ein konkretes Beispiel nicht die ganze Bandbreite klinischer Daten abdecken, sondern lediglich gängige Methoden, sowie typische Probleme und deren Lösung beleuchten. Der Fokus des *essentials* liegt auf der generellen Herangehensweise und den Prinzipien beim Auswerten klinischer Studien sowie deren Umsetzung in SPSS. Dabei werden nicht alle möglichen Funktionen und Tests in SPSS beschrieben, sondern es werden einige spezielle Funktionalitäten und die gebräuchlichsten Tests dargestellt. Es muss außerdem darauf hingewiesen werden, dass dies kein Einführungsbuch in statistische Methoden ist. Daher werden Grundlagen nur kurz erwähnt oder beschrieben, aber nicht ausführlich erläutert. Es wird auf entsprechende Literatur verwiesen. Als Einführungsbuch kann hier kein vollständiger Überblick über sämtliche zu beachtenden Aspekte und Methoden gegeben werden, die für eine Auswertung relevant sein können. Auf weiterführende Themen wird in den einzelnen Kapiteln jeweils hingewiesen.

Je nach Studie und Umfang der erhobenen Daten kann sich die Auswertung zeitaufwendig gestalten und unterschiedlichste statistische Verfahren für ein methodisch korrektes Vorgehen erfordern. In konfirmatorischen Studien wird vor Beginn der Auswertung (in der Regel bereits vor dem Vorliegen des finalen Datensatzes) ein sogenannter Statistischer Analyseplan (SAP) geschrieben, in dem die geplante Auswertung im Detail beschrieben wird. Es bietet sich aber auch bei allen anderen Projekten, seien es kleine explorative Studien, Beobachtungsstudien oder retrospektive Datenauswertungen an, sich zu Beginn der Auswertung einen Plan zu machen was wie ausgewertet werden soll.

Heidelberg   Laura Benner
April 2018   Marietta Kirchner
                                                                                      Johannes Krisam
                                                                                      Kevin Kunzmann
                                                                                           Anja Sander

Inhaltsverzeichnis

1 Einleitung ... 1

2 Grundlagen für den Umgang mit Daten ... 3
    2.1 Schritt-für-Schritt Anleitung für Excelimport ... 6
    2.2 Umkodieren von kategoriellen Variablen ... 10
    2.3 Neue Variablen berechnen ... 11
    2.4 Zusammenfassung ... 13

3 Deskriptive Auswertung ... 15
    3.1 Skalenniveaus wählen ... 16
    3.2 Baseline-Tabelle erstellen ... 17
    3.3 Grafiken ... 19
    3.4 Überprüfen einer Variablen auf Normalverteilung ... 20

4 Statistische Tests und Grafiken ... 25
    4.1 Primäre und sekundäre Endpunkte ... 25
    4.2 Prinzip des statistischen Testens ... 26
    4.3 Auswertung von Überlebenszeit-Daten ... 27
        4.3.1 Kaplan-Meier-Plot und Log-Rank-Test ... 28
        4.3.2 Cox-Regression ... 33
    4.4 Auswertung von stetigen Endpunkten ... 36
        4.4.1 Boxplot und t-Test ... 36
    4.5 Auswertung von binären Endpunkten ... 40
        4.5.1 Vierfeldertafel und Chi-Quadrat-Test ... 40
    4.6 Ausblick ... 44

Literatur ... 47

Das Studienbeispiel, das im Folgenden betrachtet werden soll, orientiert sich an einer Veröffentlichung aus dem Bereich der klinischen Onkologie. Moore et al. (2007) untersuchten den Mehrwert einer Zugabe von Erlotinib zu Gemzitabin bei Patienten mit fortgeschrittenem Bauchspeicheldrüsenkrebs, wobei die Hauptzielgröße Overall Survival war. Bei Overall Survival wird die Zeit von Studieneintritt bis zum Ereignis Tod betrachtet, ungeachtet der Todesursache. Dabei sollte gezeigt werden, dass durch die Zugabe von Erlotinib, welches die Rezeptortyrosinkinase EGFR1/HER1 inhibiert, die Überlebenszeit verlängert werden kann. Motivation für diesen Behandlungsansatz war die Assoziation einer Überexpression des EGF-Rezeptors in Bauchspeicheldrüsentumoren. Zur Untersuchung der Wirksamkeit führten die Autoren eine randomisierte, doppelblinde, Placebo-kontrollierte Studie (NCIC CTG PA. 3) durch. Zwischen Oktober 2001 und Januar 2003 wurden insgesamt 579 Patienten randomisiert, 285 Patienten in die Erlotinib/Gemzitabin-Gruppe und 284 Patienten in die Placebo/Gemzitabine-Gruppe. Der im Folgenden verwendete Datensatz wurde anhand der Eckdaten, die in Moore et al. (2007) angegeben sind, künstlich generiert (simuliert), da wir keinen Zugriff auf die der Veröffentlichung zugrunde liegenden Rohdaten haben. Der verwendete Datensatz kann unter dem in der Fußnote angegebenen Link[1] heruntergeladen werden. Er enthält Daten zu 570 Patienten, 285 Patienten pro Gruppe.

Anhand dieses Studienbeispiels werden im Folgenden die wichtigsten Schritte vom „Einlesen der Daten in SPSS" bis zum „Auswerten und Interpretieren der Ergebnisse" gezeigt. Da in der Regel die Daten in einem anderen Programm

---

[1] https://www.klinikum.uni-heidelberg.de/fileadmin/inst_med_biometrie/Aktuelles/noch_verwendet/131205_Data_Moore2007.xls

© Springer Fachmedien Wiesbaden GmbH, ein Teil von Springer Nature 2019 1
L. Benner et al., *Auswertung klinischer Studien mit SPSS,*
essentials, https://doi.org/10.1007/978-3-658-23440-9_1

erfasst werden, als sie ausgewertet werden, widmen wir uns in Kap. 2 zunächst dem „Einlesen der Daten in SPSS", der Kontrolle und der Berechnung neuer Variablen basierend auf den erhobenen Daten. Der nächste Schritt, der in Kap. 3 aufgezeigt wird, besteht darin sich einen Überblick über die Studiendaten zu verschaffen und diese deskriptiv auszuwerten. Daran schließt sich die statistische Auswertung des primären Endpunkts (Hauptzielgröße) an. In Kap. 4 wird zunächst auf die Unterscheidung von primären und sekundären Endpunkten eingegangen und das generelle Prinzip eines statistischen Tests erläutert. Welches geeignete statistische Methoden und grafische Darstellungsmöglichkeiten für die Auswertung sind, hängt unter anderem vom Skalenniveau des Endpunkts ab. Daher wird anschließend in diesem Kapitel auf die Auswertung von drei Endpunkten mit unterschiedlichem Skalenniveau beispielhaft eingegangen: 1) ein Ereigniszeitendpunkt, 2) ein stetiger Endpunkt und 3) ein binärer Endpunkt. An die Auswertung des primären Endpunktes schließt sich die Auswertung von sekundären Endpunkten an, die zum Teil methodisch ähnlich durchgeführt werden kann und daher nicht separat betrachtet wird. Dies betrifft auch die Auswertung weiterer Nebenfragestellungen wie Subgruppenanalysen.

Die jeweils verwendeten statistischen Verfahren haben gewisse Voraussetzungen und es müssen (implizite) Annahmen bezogen auf die Daten getroffen werden. Darauf einzugehen würde jedoch den Rahmen dieses Buches sprengen. Stattdessen steht hier eine strukturierte Vorgehensweise und die Umsetzung in SPSS im Vordergrund.

In diesem Kapitel soll anhand der Daten, die für die nachfolgenden Auswertungen herangezogen werden, das Vorgehen beim Importieren von Exceldaten in SPSS erläutert und auf die Bearbeitung bzw. Berechnung neuer Variablen eingegangen werden.

Zu Anfang einer Datenauswertung sollte man sich immer einen Überblick über Quellen und Erhebungszeitraum eines Datensatzes verschaffen. Diese Information ist für den Kontext einer umfassenden Analyse unabdingbar. Auch wenn die Daten selbst erhoben wurden, lohnt es sich Informationen über die Daten (Metadaten) systematisch zu sammeln, da sie im finalen Bericht nicht fehlen dürfen. Gerade im Fall von retrospektiven Studien bei denen auf bestehende Daten zurückgegriffen wird – und die zum Teil erst noch aufwendig vorverarbeitet werden müssen – ist eine exakte Dokumentation der Datenquellen und eventuell vorgenommener Datenaufbereitungsschritte wichtig.

Vor dem eigentlichen Importieren der Daten in SPSS sollte man zunächst einen ersten Blick auf die Rohdaten werfen. Unsere Beispieldaten liegen als Exceldatei in einer einzelnen Tabelle vor. Das Exceldateiformat wird beispielhaft verwendet, es können aber auch viele andere Dateiformate eingelesen werden.

Unbedingt sollte man die Daten zunächst in der Form betrachten, in der sie vorliegen, um später beurteilen zu können, ob der Importvorgang erfolgreich war. Der obere Teil der Exceldatei ist in Abb. 2.1 abgebildet.

Daten, die für eine statistische Auswertung herangezogen werden sollen, sollten möglichst immer in Tabellenform vorgehalten werden. Die Zeilen müssen dabei in jeder Tabelle einer klar definierten Entität entsprechen. Im vorliegenden Beispiel entsprechen die Zeilen einzelnen Patienten, die über eine Nummer in der Spalte PatID identifiziert werden können. Die Spalten der Tabelle beschreiben dann

© Springer Fachmedien Wiesbaden GmbH, ein Teil von Springer Nature 2019   3
L. Benner et al., *Auswertung klinischer Studien mit SPSS,*
essentials, https://doi.org/10.1007/978-3-658-23440-9_2

#	PatID	Sex	ECOG	Weight	Height	Age	Pain_Intensity	QoL_Baseline	Group	Censored	Time_to_Event	QoL_3m	Grade_3_4_Toxicity
2	1	f	1	62	1,52	80,5	100	31	A	n	1,08		y
3	2	m	0	113	1,66	63,6	25,7	57	A	n	4,13	48	n
4	3	m	1	114	1,66	65,5	9,8	41	A	n	6,19	36	n
5	4	f	1	62	1,61	61,8	72,8	38	B	n	8,71	33	y
6	5	m	0	117	1,71	62	46,2	69	B	n	10	66	y
7	6	m	2	71	1,77	49,8	60,5	52	A	y	18,61	43	y
8	7	m	2	97	1,82	67,8	100	33	A	n	4,12	24	y
9	8	f	1	47	1,59	53,9	26,2	47	B	y	13,2	42	n
10	9	f	1	56	1,48	65,8	31,9	45	A	n	1,35		n
11	10	m	1	102	1,88	67,4	3,3	20	A	n	10,84	12	n
12	11	m	1	75	1,74	58,1	24,4	53	B	n	8,86	50	n
13	12	f	1	73	1,68	62,5	3,9	28	A	y	13,74	14	n
14	13	m	1	101	1,74	53,4	40,4	16	A	n	10,39	14	y
15	14	m	2	98	1,6	66,5	43,2	33	A	n	1,15		y

Abb. 2.1 Die ersten Einträge der simulierten Daten in Excel

Merkmale der Entitäten, d. h. jede Spalte enthält Informationen zu einer bestimmten Patienteneigenschaft, etwa Sex (Geschlecht) oder Height (Größe). Die optimale Struktur von Zeilen/Spalten ist dabei keineswegs immer eindeutig und kann durchaus einige Überlegung erfordern. Eine einsteigerfreundliche Erläuterung der wichtigsten Prinzipien wird etwa in Wickham (2014) gegeben. Die praktische Umsetzung erfolgt dort zwar nicht in SPSS, alle aufgestellten Regeln für „ordentliche" Daten lassen sich aber uneingeschränkt übertragen.

In Tab. 2.1 sind alle Variablen des Beispieldatensatzes mit einer kurzen Beschreibung aufgelistet. Eine solche Tabelle sollte den Rohdaten immer beigefügt werden, um die Daten nachvollziehbar und langfristig – auch für Andere – nutzbar zu machen. Andernfalls kann es leicht dazu kommen, dass zu einem späteren Zeitpunkt die genaue Definition einer Variablen nicht mehr zu rekonstruieren ist. Eine weitere Möglichkeit zur Beschriftung der Variablen ist in der Variablenansicht in SPSS gegeben. Hier können zu den einzelnen Variablen Erklärungen hinzugefügt werden.

Man kann bereits erkennen, dass die einzelnen Variablen (Spalten) auf sehr unterschiedlichen Skalen definiert sind. Neben numerischen Merkmalen wie Age oder Height liegen auch kategoriale Daten vor. Diese sind zum Teil geordnet, wie ECOG (ECOG Performance Status), oder nicht geordnet, wie etwa das Geschlecht (Sex). Excel selbst ist nicht darauf ausgelegt diese Skaleninformationen explizit zu repräsentieren, deshalb ist beim Datenimport in SPSS sicherzustellen, dass SPSS die richtigen Skalenniveaus für die Variablen wählt. Zum Teil geschieht dies automatisch während des Importvorgangs – in jedem Fall sollte das Ergebnis aber vor der weiteren Analyse überprüft werden – dazu später mehr.

Betrachtet man die Variable QoL_3m (Lebensqualität nach drei Monaten) fällt auf, dass Patient 1 und Patient 9 keinen Wert für diese Variable aufweisen (leeres Feld). Solche „fehlenden Werte" (missing values) sind ein weiteres, häufig

Tab. 2.1 Variablennamen mit Beschreibung

Variablenname	Beschreibung
PatID	Patientenidentifikationsnummer
Sex	Geschlecht, (m)ale/(f)emale
ECOG	ECOG Performance Status 0–5
Weight	Gewicht (kg)
Height	Größe (m)
Age	Alter zu Beobachtungsbeginn (Jahre)
Pain_Intensity	Subjektive Schmerzintensität auf Skala 0–100
QoL_Baseline	Lebensqualität zu Beobachtungsbeginn, gemessen mit dem QLQ-C30 (Aaronson, 1993)
Group	Gruppenzugehörigkeit, A (mit Erlotinib) oder B (nur Gemzitabin)
Censored	Liegt eine Zensierung vor, (y)es/(n)o?
Time_to_Event	Zeit bis Ereignis in Monaten
QoL_3m	Lebensqualität nach 3 Monaten (siehe oben)
Grade_3_4_Toxicity	Grad 3 oder 4 Toxizität, (y)es/(n)o? Gemessen nach den National Cancer Institute Common Toxicity Criteria Version 2.0

auftretendes Problem in der praktischen Datenanalyse. Es gibt eine Vielzahl möglicher Lösungsansätze für das Problem fehlender Werte – auch dazu später mehr – allerdings setzen alle Herangehensweisen voraus, dass fehlende Werte eindeutig als solche zu erkennen sind. Eher vermeiden sollte man das Markieren fehlender Werte durch Dummies auf derselben Skala – etwa 99 oder 0 bei Daten auf einer numerischen Skala. Solche Dummies können leicht mit tatsächlich gemessenen Werten verwechselt werden und die Analyse verfälschen. Man sollte darauf achten, dass fehlende Werte im Nachhinein als solche zu erkennen sind – häufig werden beispielsweise −99 oder −11 zur Kennzeichnung von fehlenden Werten verwendet. Dabei muss sichergestellt werden, dass diese Werte keine sinnvollen Werte der Skala darstellen. So besteht keine Verwechslungsgefahr mit tatsächlichen Messwerten. Bei Variablen mit nur zwei kategorialen Ausprägungen (z. B. ja/nein) muss insbesondere darauf geachtet werden, dass nicht nur die ja-Werte eingetragen und die nein-Werte unterschlagen werden. Obwohl es auf den ersten Blick sinnvoll sein mag lediglich `ja` einzutragen, führt eine solche Kodierung dazu, dass `nein` und tatsächlich fehlende Werte im Nachhinein nicht mehr zu trennen sind, und muss daher unbedingt vermieden werden.

2.1   Schritt-für-Schritt Anleitung für Excelimport

Im Folgenden wird Schritt-für-Schritt der Datenimport mit SPSS durchgeführt. Nach dem Start von SPSS kann über den Menüeintrag „Datei/Öffnen/Daten" und im anschließenden Dateiauswahlfenster die Exceldatei ausgewählt werden. Hierbei muss im Dateiauswahlfenster die richtige Dateiendung eingestellt werden (in unserem Fall „.xls").

Den zu importierenden Bereich kann man hier explizit angeben (Abb. 2.2). Dies kann wichtig sein, wenn SPSS Teile der Daten nicht als solche erkennt. Normalerweise ist auf die Automatikfunktion allerdings Verlass. Eventuell zu viel eingelesene Bereiche des Excelarbeitsbereichs lassen sich auch nachträglich wieder entfernen.

Nach einem Klick auf `OK` werden die Daten in SPSS importiert. Man sollte zunächst das Ergebnis des Importvorgangs überprüfen (Abb. 2.3).

Zuerst vergewissern wir uns durch vertikales Scrollen bis zum Ende des Datenbereichs in SPSS, dass alle Daten eingelesen wurden (570 Zeilen = 570 Patienten ist korrekt).

Auf den ersten Blick wurden alle Werte richtig erkannt – hier kann es aber auch zu Problemen kommen, etwa wenn zwischen englischer (Punkt als Dezimalzeichen) und deutscher (Komma als Dezimalzeichen) Schreibweise gewechselt wird. Die Variablennamen stehen in der Exceldatei in der ersten Zeile und wurden ebenfalls korrekt übernommen. Probleme können entstehen, wenn Sonderzeichen (Umlaute,

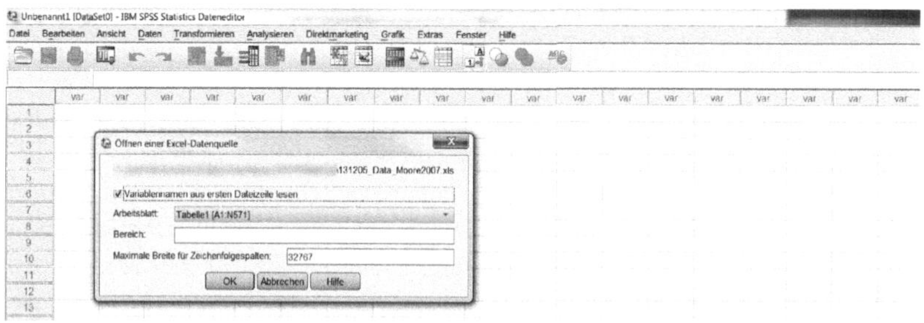

Abb. 2.2 Auswahl des zu importierenden Bereichs

	PatID	Sex	ECOG	Weight	Height	Age	Pain_Intensity	QoL_Baseline	Group	Censored	Time_to_Event	QoL_3m	Gr
1	1	f	1	62	1,52	80,5	100	31	A	n	1,08		y
2	2	m	0	113	1,66	63,6	26	57	A	n	4,13	48	n
3	3	m	1	114	1,66	65,5	10	41	A	n	6,19	36	n
4	4	f	1	62	1,61	61,8	73	38	B	n	8,71	33	y
5	5	m	0	117	1,71	62,0	46	69	B	n	10,00	66	y
6	6	m	2	71	1,77	49,8	61	52	A	y	18,61	43	y
7	7	m	2	97	1,82	67,8	100	33	A	n	4,12	24	y
8	8	f	1	47	1,59	53,9	26	47	B	y	13,20	42	n
9	9	f	1	56	1,48	65,8	32	45	A	n	1,35		n
10	10	m	1	102	1,88	67,4	3	20	A	n	10,84	12	n

Abb. 2.3 Die ersten Einträge der importierten Daten

Leerzeichen, etc.) in den Variablennamen oder bei den Bezeichnungen von nominalen Werten verwendet wurden. Es ist praktikabel, sich bei der Benennung auf Buchstaben (ohne Umlaute), Unterstriche (_) und die Ziffern 0–9 zu beschränken, wobei eine Ziffer nie am Wortanfang stehen sollte. Optimalerweise achtet man bereits bei der Dateneingabe darauf, sich an diese Vorgabe zu halten, um später Kompatibilitätsprobleme zu vermeiden. Scrollt man horizontal, kann überprüft werden, ob auch alle Variablen (Spalten) korrekt eingelesen wurden. Dies ist zwar der Fall, allerdings wurde eine leere Spalte (V14) unnötigerweise eingelesen (Abb. 2.4).

In der Variablenansicht lässt sich dies leicht beheben. Die Buttons zum Wechsel zwischen Variablenansicht und Datenansicht befinden sich am linken unteren Bildschirmrand (Abb. 2.5). In der Variablenansicht werden Metadaten der jeweiligen Variablen angezeigt. Insbesondere lassen sich hier Typ und Skala anpassen oder Variablen komplett entfernen.

Durch einen Rechtsklick auf den Eintrag V14 und die Auswahl von Löschen im angezeigten Kontextmenü wird die komplette Variable (Spalte) entfernt (Abb. 2.6).

In der Variablenansicht lässt sich auch prüfen, ob SPSS den Typ der Spalten beim Importieren der Exceldatei richtig „erraten" hat. Gegebenenfalls muss hier

COG	Weight	Height	Age	Pain_Intensity	QoL_Baseline	Group	Censored	Time_to_Event	QoL_3m	Grade_3_4_Toxicity	V14	var
1	62	1,52	80,5	100	31	A	n	1,08		y		
0	113	1,66	63,6	26	57	A	n	4,13	48	n		
1	114	1,66	65,5	10	41	A	n	6,19	36	n		
1	62	1,61	61,8	73	38	B	n	8,71	33	y		
0	117	1,71	62,0	46	69	B	n	10,00	66	y		
2	71	1,77	49,8	61	52	A	y	18,61	43	y		
2	97	1,82	67,8	100	33	A	n	4,12	24	y		

Abb. 2.4 Fälschlicherweise eingelesene Variable V14 (leer)

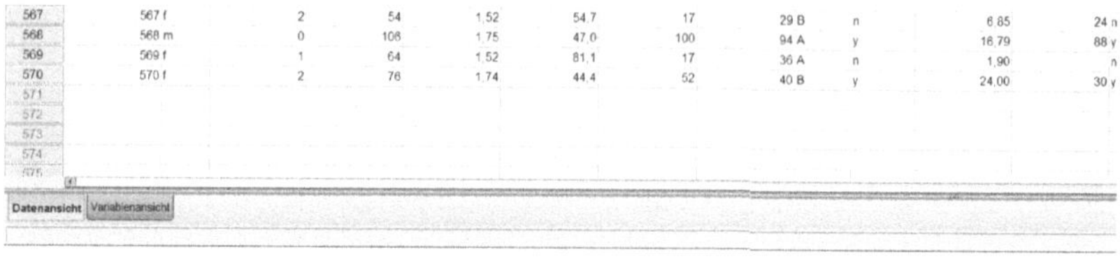

Abb. 2.5 Wechsel zur Variablenansicht

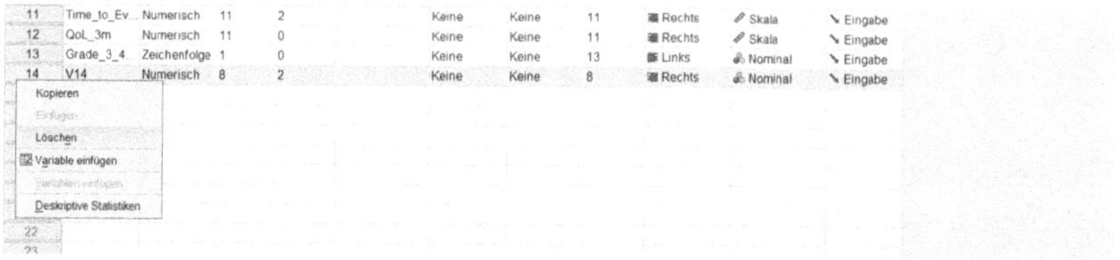

Abb. 2.6 Entfernen einer kompletten Spalte

ein wenig korrigiert werden. Die internen Variablennamen sollten für eine leichtere Referenzierung mit den Quelldaten erhalten bleiben. Dies erleichtert es bei eventuell auftretenden Problemen, deren Ursache zu identifizieren. Die Typen der Variablen (numerisch oder kategoriell) wurden von der Importfunktion korrekt erkannt.

Die maximale Anzahl von Vor- und Nachkommastellen pro Eintrag kann über das Feld `Spaltenformat` festgelegt werden und wird von SPSS automatisch so gewählt, dass alle eingelesenen Kategorien erfasst werden können. Unter Umständen kann es nötig sein die Werte nominaler Variablen umzukodieren wenn diese mehr als acht Zeichen lang sind. Mehr als acht Zeichen sollten vermieden werden, da SPSS Variablen mit mehr als acht Zeichen intern anders behandelt und dies bei späteren Analysen zu Problemen führen kann.

Die Spalte `Beschriftung` ist für alle importierten Variablen leer und sollte mit den gewünschten Beschriftungen für die jeweiligen Variablen besetzt werden (Abb. 2.7). Diese Beschriftungen werden sowohl intern als auch für eventuellen Output verwendet. Hierbei können zwar beliebige Zeichen benutzt werden, trotzdem sollten die Beschriftungen aus Gründen der Lesbarkeit nicht zu lang werden. Es empfiehlt sich hier zum Beispiel Maßeinheiten anzugeben um Missverständnissen vorzubeugen.

Abb. 2.7 Beschriften der Variablen für den späteren Output

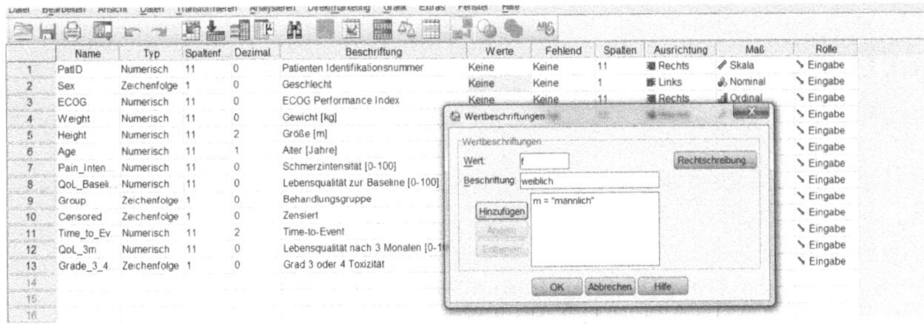

Abb. 2.8 Anpassen der Wertebeschriftungen für `Sex`

In der Spalte `Werte` können für einzelne Werte der Variable Beschriftungen vergeben werden. Dies ist natürlich nur für diskrete Variablen (nominal oder ordinal) sinnvoll. In Abb. 2.8 werden exemplarisch die Beschriftungen für `Sex` so geändert, dass `f` mit „weiblich" bezeichnet wird. Die eigentlichen Werte der Variablen bleiben davon unberührt (siehe Datenansicht), in allen weiteren SPSS Outputs wird aber die neue Beschriftung zur Bezeichnung der Werte verwendet. Es empfiehlt sich auch die Werte für `Group` (A = Intervention, B = Kontrolle) und `Censored` (y = ja, n = nein) anzupassen. Um die Beschriftungen auch in der Datenansicht benutzen zu können, kann man das Häkchen unter `Ansicht/Wertebeschriftungen` setzen. In späteren Auswahldialogen müssen aber immer die tatsächlichen Werte und nicht deren Beschriftung angegeben werden (d. h. `f` statt `weiblich`)!

Zuletzt prüfen wir noch in der Spalte `Maß`, ob das Skalenniveau korrekt erkannt wurde. Dies ist nicht immer ganz eindeutig zu beantworten – so kann man z. B. die Patientenidentifikationsnummer sowohl numerisch als auch kategoriell auffassen.

llen	Beschriftung	Werte	Fehlend	Spalten	Ausrichtung	Messniveau	Rolle
	Patienten Identifikationsnummer	Keine	Keine	11	Rechts	Metrisch	Eingabe
	Geschlecht	{f, weiblich}…	Keine	6	Links	Nominal	Eingabe
	ECOG Performance Index	Keine	Keine	11	Rechts	Nominal	Eingabe
	Gewicht [kg]	Keine	Keine	11	Rechts	Metrisch	Eingabe
	Größe [m]	Keine	Keine	11	Rechts	Ordinal	Eingabe
	Alter [Jahre]	Keine	Keine	11	Rechts	Nominal	Eingabe
	Schmerzintensität [0-100]	Keine	Keine	11	Rechts	Metrisch	Eingabe
	Lebensqualität zur Baseline [0-100]	Keine	Keine	11	Rechts	Metrisch	Eingabe
	Behandlungsgruppe	{A, Interventionsgr…	Keine	7	Links	Nominal	Eingabe
	Zensiert	Keine	Keine	8	Links	Nominal	Eingabe
	Time-to-Event	Keine	Keine	11	Rechts	Metrisch	Eingabe
	Lebensqualität nach 3 Monaten [0-100]	Keine	Keine	11	Rechts	Metrisch	Eingabe
	Grad 3 oder 4 Toxizität	Keine	Keine	1	Links	Nominal	Eingabe

Abb. 2.9 Anpassen des Skalenniveaus

Der ECOG Performancestatus ist jedoch auf jeden Fall eine ordinale Variable und muss entsprechend angepasst werden (Abb. 2.9)!

2.2 Umkodieren von kategoriellen Variablen

Unter Umständen kann es von Vorteil sein, nicht nur die Beschriftung der Werte einer kategoriellen Variablen zu ändern, sondern die Werte selbst. Werte können unter dem Menüpunkt `Transformieren/Umcodieren in dieselben Variablen` umkodiert werden (Abb. 2.10).

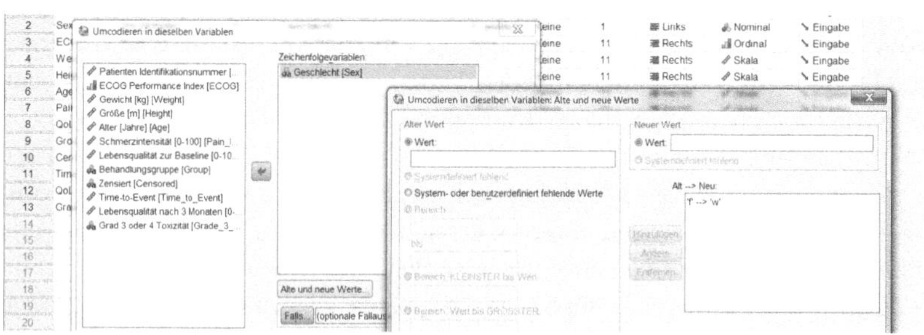

Abb. 2.10 Umkodierung einer nominalen Variable

Wir wählen zunächst nur die Variable `Sex` aus und definieren beispielsweise die Wertzuweisung ‚f' ⟶ ‚w'.

In der Variablenansicht kann überprüft werden, dass tatsächlich aus allen f Einträgen w Einträge wurden. Vorsicht: Da `Sex` nun eine andere Kodierung aufweist, sind die vorher definierten Beschriftungen nicht mehr wirksam (f kommt als Wert nicht mehr vor). Bevor wir fortfahren muss deshalb in der selben Weise die Beschriftung angepasst werden. Es empfiehlt sich – wann immer möglich – auf eine Umkodierung zu verzichten und lediglich die Beschriftungen anzupassen, um die Konsistenz mit den Quelldaten zu erhalten. Generell sollte bereits bei der Dateneingabe bzw. bei der initialen Kodierung, die spätere Auswertung bedacht werden. Hierbei kann es sinnvoll sein, neue umkodierte Variablen zu erzeugen und die Quelldaten zu erhalten.

2.3 Neue Variablen berechnen

Häufig ist es notwendig neue Variablen aus erhobenen Daten zu berechnen, z. B. wenn eine Veränderung von Werten zwischen verschiedenen Erhebungszeitpunkten betrachtet werden soll. In diesem Studienbeispiel wurde sowohl zu Beginn der Untersuchung, als auch nach 3 Monaten die Lebensqualität der Probanden erhoben (Quality of Life, QoL). Die Veränderung der Lebensqualität und somit die Differenz der Werte soll im späteren Verlauf der Auswertung betrachtet werden (siehe Kap. 4).

Dafür musss zunächst eine neue Variable erstellt werden, die jeweils die Differenz der Scores pro Patient und somit die Veränderung von QoL von Baseline zur Erhebung nach 3 Monaten enthält. Dies geschieht über `Transformieren/ Variable berechnen` (Abb. 2.11).

	PatID	Sex		Age	Pain_Intensity	QoL_Baseline	Group	Censored	Time_to_Event	QoL_3m
1	1	weiblich	1,52	80,5	100	31	A	nein	1,08	
2	2	männlich	1,66	63,6	26	57	A	nein	4,13	4
3	3	männlich	1,66	65,5	10	41	A	nein	6,19	3
4	4	weiblich	1,61	61,8	73	38	B	nein	8,71	3
5	5	männlich	1,71	62,0	46	69	B	nein	10,00	6
6	6	männlich	1,77	49,8	61	52	A	ja	18,61	4
7	7	männlich	1,82	67,8	100	33	A	nein	4,12	2
8	8	weiblich	1,59	53,9	26	47	B	ja	13,20	4
9	9	weiblich	1,48	65,8	32	45	A	nein	1,35	
10	10	männlich	1,88	67,4	3	20	A	nein	10,84	1
11	11	männlich	1,74	58,1	24	53	B	nein	8,86	5
12	12	weiblich	1,68	62,5	4	28	A	ja	13,74	1
13	13	männlich	1,74	53,4	40	16	A	nein	10,39	1

Abb. 2.11 Die Funktionen für die Berechnung neuer Variablen finden sich unter `Transformieren`

In das Feld `Zielvariable` wird der neue Variablenname eingetragen, etwa `QoL_Diff`. Unter `Numerischer Ausdruck` wird angegeben wie die Variable berechnet werden soll: `QoL_3m-QoL_Baseline` (Abb. 2.12). Wir wählen hier die Differenz des späteren minus des früheren Zeitpunktes. Somit sind positive Werte als Verbesserung der Lebensqualität zu interpretieren.

Nach dem Klicken auf `OK` erscheint im Datensatz die neue Variable `QoL_Diff` mit den gewünschten Differenzen.

Unter dem Menüpunkt `Datei/speichern unter` kann der Datensatz schließlich im SPSS-eigenen Format „.sav" gespeichert werden.

Vor der eigentlichen Auswertung sollten die Daten unbedingt auf Vollständigkeit und Plausibilität geprüft werden. In Klinischen Studien erfolgt dies meist im Rahmen eines umfangreichen und systematischen Datenmanagements, bereits während der laufenden Studie (Schumacher and Schulgen 2008, Kap. 10). So soll eine möglichst hohe Datenqualität sichergestellt werden.

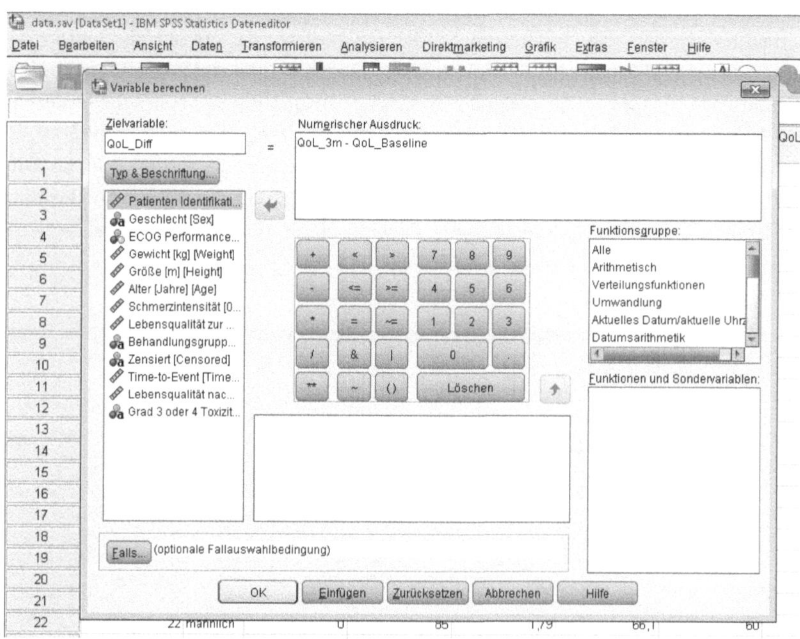

Abb. 2.12 Eingabe der Formel für die neue Variable `QoL_Diff`

2.4 Zusammenfassung

Eine gewissenhafte Datenerhebung und ein sorgfältiger Umgang mit den Daten sind für eine korrekte, nachvollziehbare und reproduzierbare Studienauswertung eine wichtige Grundlage. Optimalerweise werden das Datenformat und die Struktur der Erhebung bereits in der Planungsphase einer Studie detailliert berücksichtigt, um späteren Mehraufwand, z. B. in Form von Datenaufbereitung, zu vermeiden. Eine entsprechende Dokumentation zu den Daten ist essentiell. Zum Einen wird dadurch die darauffolgende Auswertung erleichtert, beispielsweise wenn sich spezifische Fragen zu fehlenden Werten oder der Datenerhebung stellen. Zum Anderen werden die Daten teilweise von Personen ausgewertet, die an der Erstellung des Datensatzes oder der Erhebung nicht beteiligt waren.

Durch sorgfältige Dokumentation kann sichergestellt werden, dass die Daten auch von anderen Personen sowie in der Zukunft noch verwendet werden können. Generell gilt: Je früher die konkrete Auswertung in die Planung miteinbezogen wird, desto besser.

Merke!

1. Vor der Auswertung: Informationen über die Daten (z. B. Quelle und Erhebungszeitraum) verschaffen
2. Immer zunächst die **Rohdaten ansehen**
3. **Vollständigkeit prüfen:** sind alle Datensätze (Zeilen) eingelesen?
4. **Korrektheit prüfen:** alle Variablen (Spalten) korrekt eingelesen? Auch Variablentypen und Skalenniveaus müssen korrekt sein.
5. Eindeutige **Beschriftungen vergeben** (sowohl für Variablen, als auch Werte!)

Deskriptive Auswertung 3

Der erste Schritt der statistischen Auswertung besteht darin, die erhobenen Daten zu beschreiben (deskriptive Auswertung). Dabei bietet es sich an mit den Baseline-Daten zur Beschreibung der Charakteristika der Stichprobe anzufangen, also denjenigen Daten, die zu Beginn der Studie vor der Intervention erhoben wurden. Klassische Beispiele sind etwa das Geschlecht der Patienten und deren Alter zum Zeitpunkt des Studieneintritts. Ziel der Randomisierung in klinischen Studien ist es durch zufällige Gruppeneinteilung systematische Ungleichverteilung der Baseline-Charakteristika zwischen den Behandlungsgruppen zu vermeiden. Eine Vergleichbarkeit der Gruppen zu Beginn der Erhebung ist z. B. notwendig für die sinnvolle Interpretation der Studienergebnisse zum primären Endpunkt (siehe Kap. 3). Ziel der Baseline-Beschreibung ist es also, zunächst einen Eindruck von der Repräsentativität der Stichprobe und der Vergleichbarkeit der Behandlungsgruppen zu bekommen. Aber auch alle anderen Daten, z. B. primärer und sekundäre Endpunkte und Safety-Daten sollten zunächst mittels deskriptiver Methoden beschrieben werden.

Während es bei kleinen Stichproben und wenigen Variablen sinnvoll sein kann, die einzelnen Datenpunkte als solche grafisch oder tabellarisch darzustellen, ist dies bei großen Stichproben nicht möglich. Die große Anzahl an Datenpunkten würde die Darstellung extrem unübersichtlich werden lassen. Mit den Methoden der deskriptiven Statistik lassen sich große Datenmengen gezielt auf wenige Kenngrößen reduzieren. Richtig durchgeführt lässt sich der Informationsverlust durch diese Komprimierung minimieren und die relevanten Informationen deutlich übersichtlicher darstellen. Im nächsten Kapitel werden wir dann auch konkret auf die Möglichkeit eingehen mit SPSS Grafiken (z. B. Boxplots und Balkendiagramme) zu erstellen. Grafiken können zur Veranschaulichung der Informationen sehr hilfreich

© Springer Fachmedien Wiesbaden GmbH, ein Teil von Springer Nature 2019   15
L. Benner et al., *Auswertung klinischer Studien mit SPSS,*
essentials, https://doi.org/10.1007/978-3-658-23440-9_3

sein; es empfiehlt sich dabei jedoch nur ausgewählte Daten grafisch darzustellen. Prinzipiell ist diese Möglichkeit der Darstellung auch für Baseline-Daten geeignet.

3.1 Skalenniveaus wählen

Geeignete statistische Kenngrößen (Lage- und Streuungsmaße) sowie Grafiken werden gemäß dem Skalenniveau der jeweiligen Variablen ausgewählt. Beispielsweise ist das Merkmal „Geschlecht"eine binäre Variable mit den beiden Ausprägungen männlich und weiblich. Diese Kategorien lassen sich nicht in eine innere Ordnung bringen und besitzen daher lediglich ein nominales Skalenniveau. Als Lagemaß kommt daher nur der Modus (häufigster Wert) infrage. Üblicherweise werden bei nominalen Variablen absolute und/oder relative Häufigkeiten für die einzelnen Kategorien angegeben.

Tab. 3.1 gibt einen Überblick der Baseline-Variablen (bezogen auf das eingangs beschriebene Studienbeispiel) mit ihren jeweiligen Skalenniveaus und passenden deskriptiven Kennwerten.

Die mittleren beiden Variablen in der Tabelle – Pain_Intensity und QoL_Baseline – sind zumindest ordinalskaliert, da Scores so konstruiert sind, dass höhere Werte entweder besser oder schlechter sind (beide „Richtungen"sind durchaus üblich). Für ordinal skalierte Variablen ist die Angabe eines Mittelwertes wenig geeignet, da hierfür eine sinnvolle Interpretation für die Differenz zweier

Tab. 3.1 Übersicht der betrachteten Baseline-Variablen, ihren jeweiligen Skalenniveaus und möglichen Lage- und Streuungsmaßen

Variable	Skalenniveau	Deskription
Sex	Nominalskala	Modus; Absolute und relative Häufigkeiten
ECOG	Ordinalskala	
Pain_Intensity	Ordinalskala evtl. Intervallskala	Median (Q1 & Q3) bzw. Mittelwert ± Standardabweichung
QoL_Baseline		
Age	Verhältnisskala	Mittelwert ± Standardabweichung
Height		
Weight		

Werte notwendig ist. Üblicherweise wird für solche Größen der Median als Lagemaß verwendet. Obwohl streng genommen auch der Interquartilsabstand (IQR) als Differenz des 75 % (3. Quartil = Q3) und 25 % (1. Quartil = Q1) Quantils zumindest eine Intervallskala voraussetzt, findet man für Scorevariablen mit vielen Ausprägungen in medizinischen Publikationen oft den Median und den IQR als deskriptive Statistiken. Die sauberste Lösung ist sicherlich die Angabe des Medians zusammen mit Q1 und Q3.

Unter Umständen kann es sinnvoll sein einen Scorewert als intervallskaliert aufzufassen. Oft werden Scores mit vielen Ausprägungen (die beiden hier betrachteten Scores erlauben ganzzahlige Werte von 0 bis 100) auf einer Intervallskala interpretiert. Sind die Scorewerte außerdem näherungsweise normalverteilt, eignen sich Mittelwert und Standardabweichung besser als Median mit Q1 und Q3, um die Daten zusammenfassend zu beschreiben. Dies liegt daran, dass der Erwartungswert μ und die Standardabweichung σ eine Normalverteilung vollständig charakterisieren und die jeweiligen empirischen Äquivalente – Mittelwert und Stichprobenstandardabweichung – die effizientesten Schätzer für diese Parameter sind. Weicht die Verteilung der Daten aber deutlich von einer Normalverteilung ab, sollten die robusteren Maße Median zusammen mit Q1 und Q3 verwendet werden. Die Entscheidung welches das angemessene Lage- und Streuungsmaß ist, ist nicht nur für die deskriptive Auswertung wichtig, sondern auch dafür, welcher statistische Test verwendet werden sollte. Für den parametrischen t-Test werden beispielsweise intervallskalierte Daten benötigt. Generell bestimmt das Skalenniveau bzw. die Verteilung einer Variablen sowohl die deskriptive Darstellung als auch die weiteren statistischen Tests und Methoden. Bevor wir in Abschn. 3.4 nochmal auf die Normalverteilung zurück kommen, widmen wir uns im Folgenden der konkreten Erstellung einer deskriptiven Tabelle.

3.2 Baseline-Tabelle erstellen

Zur Erstellung einer Baseline-Tabelle für den gegebenen Beispieldatensatz nutzen wir die Funktion `Benutzerdefinierte Tabellen`. Für die kategoriellen Variablen `Sex` und `ECOG` werden absolute und relative Häufigkeiten dargestellt. Für die drei metrischen Variablen `Age`, `Height` und `Weight` werden Mittelwert und Standardabweichung dargestellt und für die beiden Score-Variablen `Pain_Intensity` und `QoL_Baseline` wählen wir Median und Interquartilsabstand aus. Im Menü öffnet sich unter `Analysieren/Tabellen/Benutzerdefinierte Tabellen` ein Fenster, in dem wir Spalten und Zeilen für die Tabelle definieren können (Abb. 3.1).

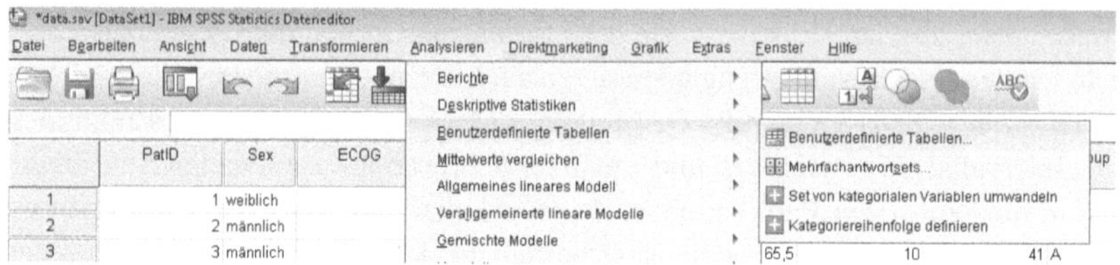

Abb. 3.1 Aufruf von Benutzerdefinierten Tabellen

Für die Spalten wählen wir `Group` als unseren Gruppenfaktor aus, für den wir die Baseline-Beschreibung aufteilen wollen. In die Zeilen kommen jetzt nacheinander und untereinander alle Baseline-Variablen. Entsprechend der hinterlegten Skalenniveaus (siehe Kap. 1), schlägt SPSS für die Variablen jeweils passende Kennzahlen vor, sobald wir Variablen in das große Tabellenvorschaufenster ziehen (per Drag & Drop). Trotzdem müssen wir einige Kennzahlen manuell über den Button `Auswertungsstatistik` spezifizieren (Abb. 3.2).

Da wir für unterschiedliche Skalenniveaus unterschiedliche Kennzahlen angeben möchten, wird die Tabelle kompakter wenn wir die `Position` im selben Dialog auf `Zeilen` statt `Spalten` setzen (Abb. 3.2).

Über den Button `Auswertungsstatistik` können wir für die Variablen `Sex` und `ECOG` als Statistik `Anzahl` und `Anzahl als Spalten %` auswählen und bestätigen dies über den Button `Der Auswahl zuweisen` (Abb. 3.3).

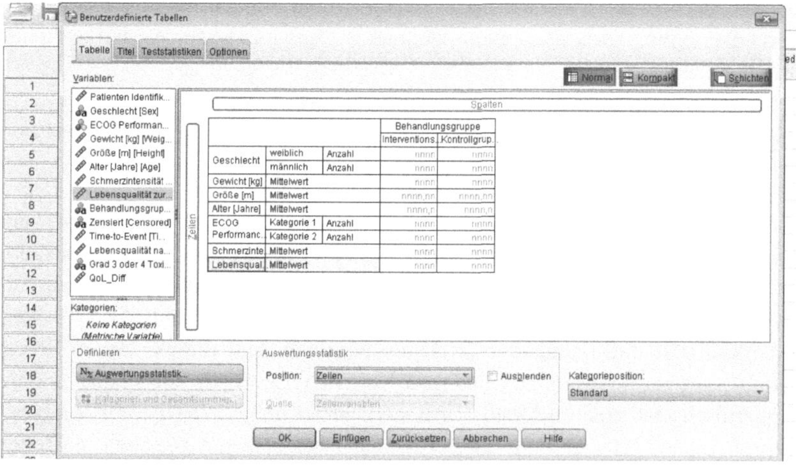

Abb. 3.2 Auswahl der darzustellenden Variablen für die Baseline-Tabelle

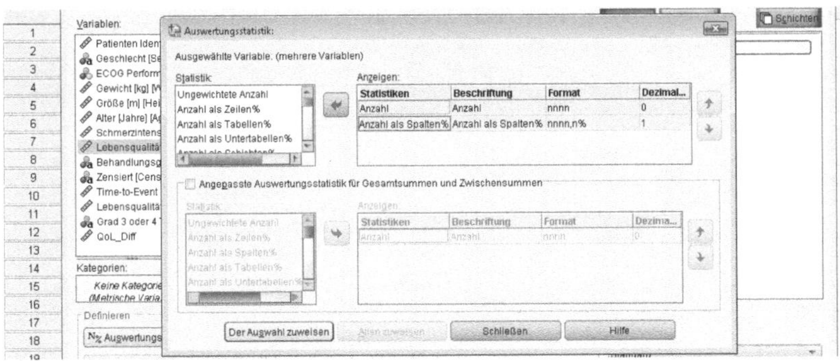

Abb. 3.3 Auswahl der Auswertungsstatistiken für die Baseline-Tabelle

Für die metrischen Variablen `Weight`, `Height` und `Age` schlägt SPSS direkt den Mittelwert vor, sodass wir hier nur noch die Standardabweichung hinzufügen müssen. Bei den Variablen `Pain_Intensity` und `QoL_Baseline` müssen wir den Mittelwert und die Standardabweichung gegen den Median und das 25 %- sowie 75 %-Quantil tauschen.

Zusätzlich wäre es bei unserer Tabelle noch sinnvoll, neben den zwei Spalten, die die Ergebnisse pro Gruppe darstellen, eine dritte Spalte für das gesamte Patientenkollektiv einzufügen. Dies ist ohne weiteres über das Auswählen eines Untermenüs über den Button `Kategorien und Gesamtsummen...` und der anschließenden Aktivierung des Häkchens des Felds `Gesamtsumme` sowie dem Bestätigen über den Button `Anwenden` möglich. Danach können wir über den Button `OK` die Tabelle erstellen lassen. Der entsprechende Output ist in Abb. 3.4 dargestellt.

Wenn man sich die Ergebnisse anschaut, lässt sich feststellen, dass keine gravierenden Unterschiede zwischen den beiden Gruppen erkennbar sind. Die Randomisierung hat in diesem Fall also zu vergleichbaren Gruppen geführt.

Die Tabelle kann durch einen Rechtsklick auf die Tabelle selbst und den Eintrag `Exportieren` im Kontextmenü in verschiedene Formate (u. a. Word, PDF) exportiert werden.

3.3 Grafiken

Zur Beschreibung der erhobenen Daten eignen sich neben deskriptiven Maßzahlen auch grafische Darstellungen. Häufig zum Einsatz kommen Balkendiagramme und Boxplots. Deren Erstellung in SPSS wird in Kap. 4 erläutert. Daneben gibt es

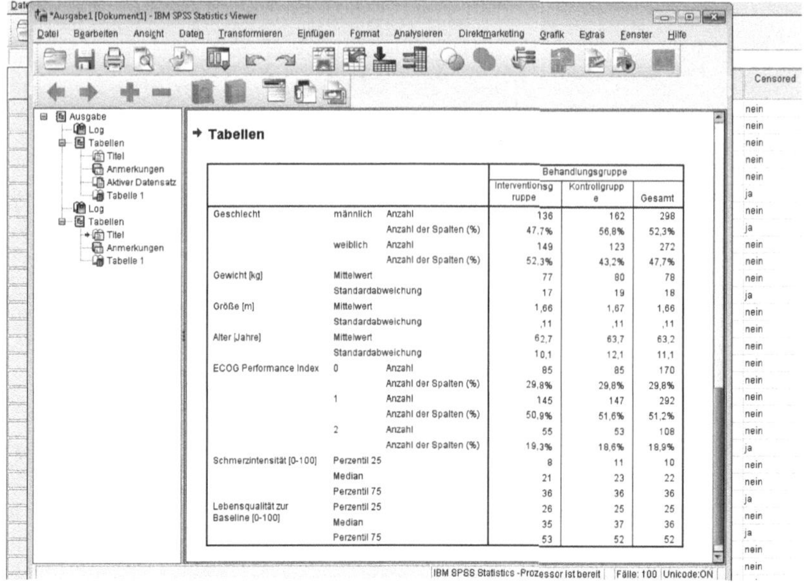

			Behandlungsgruppe		
			Interventionsgruppe	Kontrollgruppe	Gesamt
Geschlecht	männlich	Anzahl	136	162	298
		Anzahl der Spalten (%)	47,7%	56,8%	52,3%
	weiblich	Anzahl	149	123	272
		Anzahl der Spalten (%)	52,3%	43,2%	47,7%
Gewicht [kg]	Mittelwert		77	80	78
	Standardabweichung		17	19	18
Größe [m]	Mittelwert		1,66	1,67	1,66
	Standardabweichung		,11	,11	,11
Alter [Jahre]	Mittelwert		62,7	63,7	63,2
	Standardabweichung		10,1	12,1	11,1
ECOG Performance Index	0	Anzahl	85	85	170
		Anzahl der Spalten (%)	29,8%	29,8%	29,8%
	1	Anzahl	145	147	292
		Anzahl der Spalten (%)	50,9%	51,6%	51,2%
	2	Anzahl	55	53	108
		Anzahl der Spalten (%)	19,3%	18,6%	18,9%
Schmerzintensität [0-100]	Perzentil 25		8	11	10
	Median		21	23	22
	Perzentil 75		36	36	36
Lebensqualität zur Baseline [0-100]	Perzentil 25		26	25	25
	Median		35	37	36
	Perzentil 75		53	52	52

Abb. 3.4 Generierte Baseline-Tabelle mit Gesamtsummen

unbegrenzte Möglichkeiten, die je nach Datengrundlage und gewünschter Komplexität mehr oder weniger geeignet sind. Generell sollten Grafiken dann erstellt werden, wenn sie zur Übersichtlichkeit der Ergebnisse und zur Interpretation beitragen. Vieles lässt sich mit SPSS umsetzen und auch die Gestaltung, wie Farbgebung, Position der Legende, Achsenbeschriftung etc. unkompliziert anpassen. Neben den gängigen „einfachen" Grafiken, die in diesem Buch behandelt werden, gibt es viele andere Darstellungsmöglichkeiten, die sich zur Veranschaulichung anbieten (z. B. erweiterte Scatterplots, Violin Plots, Waterfall Plots, Spaghetti Plots).

3.4 Überprüfen einer Variablen auf Normalverteilung

Kommen wir nun nochmal auf die zuvor angesprochene Normalverteilung zurück. Wenn man nicht weiß, ob eine Variable (annähernd) normalverteilt ist, kann man sich zunächst einen Eindruck über die Verteilung anhand der vorgestellten deskriptiven Kennzahlen verschaffen. Bei einer symmetrischen Verteilung ohne extreme Ausreißer sollten Mittelwert und Median recht nahe beieinander liegen. Auch ein Histogramm veranschaulicht die Verteilung der Daten. Darüberhinaus eignet sich

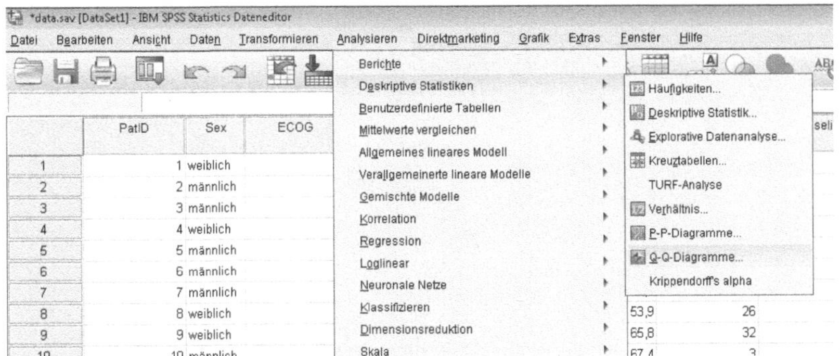

Abb. 3.5 Erstellung von Q-Q-Plots

ein Quantile-Quantile-Plot (Q-Q-Plot). Hierbei handelt es sich um ein grafisches Verfahren zum Vergleich von zwei Verteilungen. Um einen Q-Q-Plot zu erstellen, werden die Quantile der vorliegenden Stichprobe empirisch bestimmt (d. h. aus der Stichprobe geschätzt) und auf der einen Achse abgetragen. Auf der zweiten Achse werden die theoretischen Quantile der Vergleichsverteilung aufgetragen. Die vollständige Interpretation eines Q-Q-Plots ist durchaus kompliziert und bedarf einiger Übung. Um eine Stichprobe auf Normalverteilung zu prüfen genügt es aber festzustellen, ob der Q-Q-Plot mit den Quantilen der Standardnormalverteilung ungefähr einer Geraden entspricht. Steigung und y-Achsenabschnitt sind dabei irrelevant (es muss sich bei der Geraden also nicht um die 1. Winkelhalbierende handeln). Der Achsenabschnitt ist 0, wenn beide Verteilungen denselben Mittelwert haben und die Steigung ist 1, wenn beide Verteilungen dieselbe Standardabweichung haben.

Mit SPSS kann man einen Q-Q-Plot über `Analysieren/Deskriptive Statistiken/Q-Q-Diagramm` erstellen (Abb. 3.5).

Im Dialog `Q-Q-Diagramme` (Abb. 3.6) kann man auswählen, ob die Werte für den Plot standardisiert werden sollen. Das bedeutet, dass von jedem Wert jeweils der Mittelwert abgezogen wird und danach durch die Standardabweichung geteilt wird. Nach dieser Transformation hat die Stichprobe in dieser Variable Mittelwert 0 und Standardabweichung 1 (unabhängig von der tatsächlichen Verteilung des Merkmals). Für die Überprüfung auf Normalverteilung ist dies durchaus sinnvoll, da wir jetzt lediglich prüfen müssen, ob der Q-Q-Plot in etwa der 1. Winkelhalbierenden (y-Achsenabschnitt 0, Steigung 1) entspricht.

Der Q-Q-Plot für `QoL_Baseline` ist in Abb. 3.7 dargestellt. Die Option `Werte standardisieren` wurde genutzt, um die Interpretation zu vereinfachen.

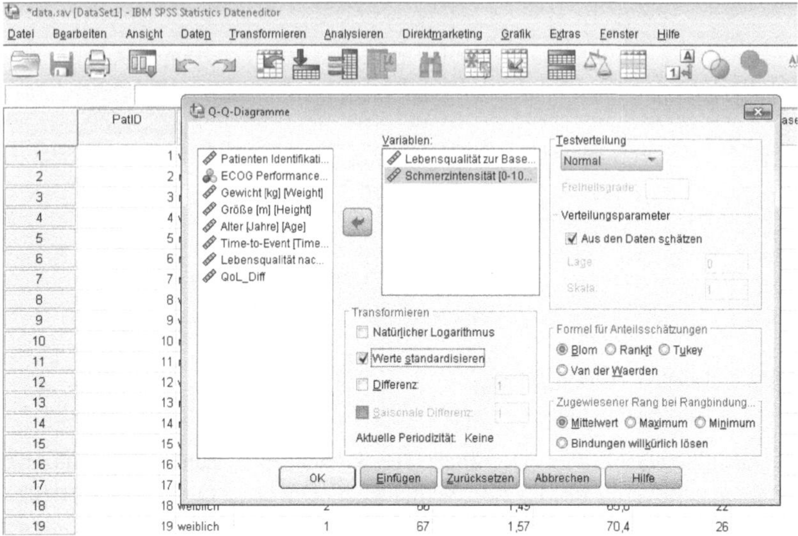

Abb. 3.6 Variablenauswahl und weitere Optionen für den Q-Q-Plot

Offensichtlich weichen die empirischen Quantile (x-Achse) systematisch von der dargestellten Geraden (1. Winkelhalbierende) ab. Sowohl kleine als auch große empirische Quantile sind größer als die theoretisch unter Normalverteilung erwarteten (die entsprechenden Punkte liegen unterhalb der 1. Winkelhalbierenden) und weisen somit auf eine gewisse Schiefe der Daten hin. Wir werden im Folgenden deshalb für die Deskription von `QoL_Baseline` bei Median zusammen mit Q1 und Q3 bleiben. Ganz ähnlich stellt sich die Situation für `Pain_Intensity` dar. Auch hier sind eindeutig systematische Abweichungen von der 1. Winkelhalbierenden zu erkennen (Abb. 3.8).

Auch in diesem Fall bleiben wir deshalb bei Median zusammen mit Q1 und Q3 als deskriptiven Maßzahlen. Diese beiden Beispiele zeigen deutliche Abweichungen von der 1. Winkelhalbierenden. Es kann jedoch auch vorkommen, dass die Entscheidung, ob der Q-Q-Plot der 1. Winkelhalbierenden entspricht, schwierig ist. Dabei lässt sich nicht an eindeutigen Grenzwerten festmachen, ab wann die Abweichung zu groß ist. Was tun, wenn die Daten nicht normalverteilt sind oder man sich unsicher ist? Die Verteilung der Daten sollte dann durch Median zusammen mit Q1 und Q3 beschrieben werden. In Hinblick auf das statistische Testen besteht eine Möglichkeit darin, die entsprechende Variable vorher in geeigneter Weise zu

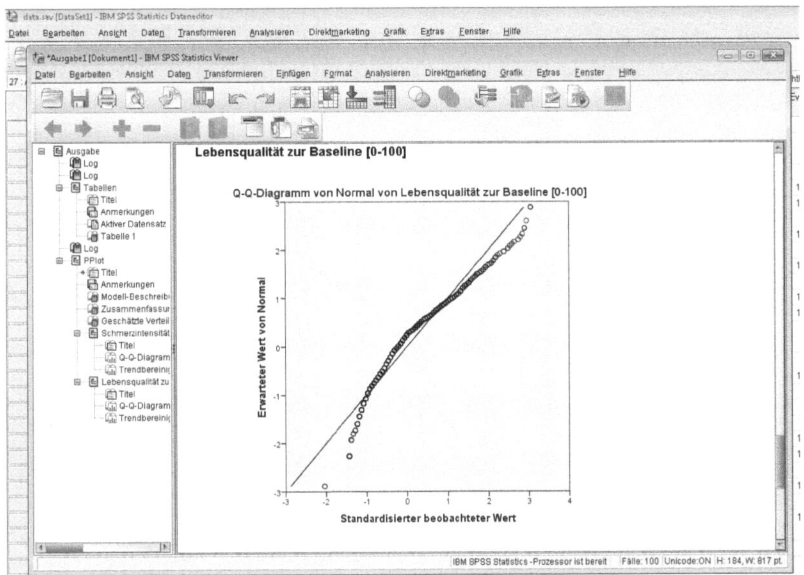

Abb. 3.7 Q-Q-Plot der standardisierten Stichprobe (Lebensqualität) gegen eine theoretische Standardnormalverteilung

transformieren (z. B. logarithmieren) oder Auswerteverfahren zu nutzen, die diese Voraussetzung nicht haben, beispielsweise nicht-parametrische Tests. Auf der anderen Seite verhält sich der t-Test ab einer gewissen Größe des Datensatzes ($n > 30$) recht robust gegenüber Abweichungen von der Normalverteilung, sodass der t-Test bei großen Stichproben für beliebige Verteilungen verwendet werden kann.

Eher kritisch zu sehen sind statistische Tests, die auf Normalverteilung prüfen, wie z. B. der Kolmogorov – Smirnov – Test. Bei diesen Tests lautet die Nullhypothese, dass eine Normalverteilung in der Grundgesamtheit vorliegt. Hier ist man also daran interessiert zu zeigen, dass die Nullhypothese gilt. Allerdings kann bei einem statistischen Test nur die Alternativhypothese mit einem kontrollierten Fehlerniveau angenommen werden. Da die Nullhypothese nicht mit einer kontrollierten Fehlerwahrscheinlichkeit nachgewiesen werden kann, sollte man auf diese Tests eher verzichten und die Normalverteilungsannahme stattdessen durch das Betrachten von Q-Q-Plots überprüfen. Mehr zum Prinzip eines statistischen Tests folgt in Abschn. 4.2.

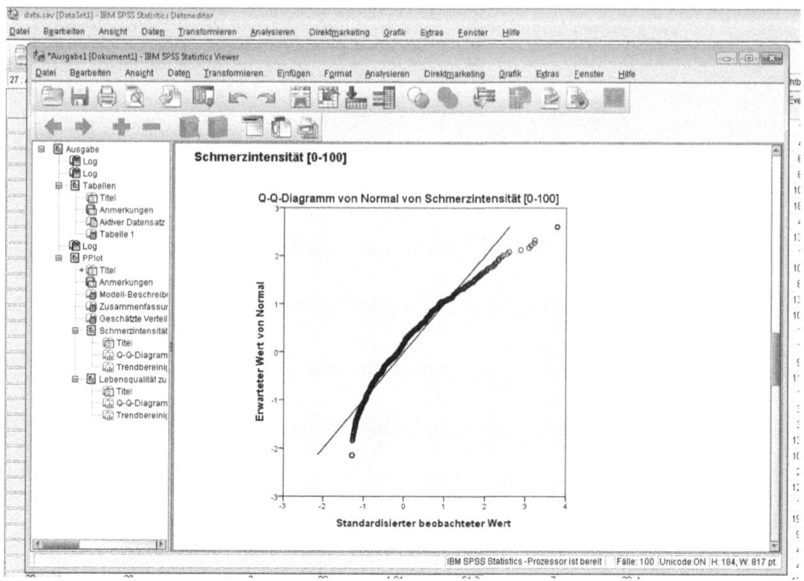

Abb. 3.8 Q-Q-Plot der standardisierten Stichprobe (Schmerzintensität) gegen eine theoretische Standardnormalverteilung

Merke!

1. Es empfiehlt sich mit der Deskription der erhobenen Daten zu beginnen.
2. Bei der deskriptiven Auswertung jeweils das **Skalenniveau beachten.**
3. Sind Mittelwert und Standardabweichung gerechtfertigt oder besser eine **robuste Alternative** wählen?
4. Zunächst Patientencharakteristika in einer **Baseline-Tabelle** darstellen, um Behandlungsgruppen zu beschreiben und auf systematische Unterschiede zu untersuchen.
5. **Sparsam mit Grafiken** umgehen.

Statistische Tests und Grafiken

4.1 Primäre und sekundäre Endpunkte

Der primäre Endpunkt in einer klinischen Studie ist jenes Zielkriterium bzw. Outcome, anhand dessen der Erfolg der Studie (z. B. Nachweis der Wirksamkeit einer neuen Therapie) beurteilt wird. Zur Analyse des primären Endpunkts stehen zum einen deskriptive, zum anderen konfirmatorische Methoden zur Verfügung. Mittels konfirmatorischer Methoden sollen Rückschlüsse auf die interessierende Grundgesamtheit gezogen und die Studienergebnisse somit verallgemeinert werden. Dies setzt eine repräsentative Stichprobe voraus. Im Rahmen klinischer Studien werden mit sekundären Endpunkten weitere interessante Größen ausgewertet, die in ihrer Wichtigkeit dem primären Endpunkt untergeordnet sind. Diese werden außerdem nur explorativ ausgewertet. Das bedeutet, dass das Ergebnis der Betrachtung nur für diese Stichprobe gültig ist und lediglich als Anhaltspunkt für weitere Untersuchungen dienen kann.

Die Frage, ob eine Größe nun primärer oder sekundärer Endpunkt sein sollte, ist dabei in erster Linie nicht statistischer Natur. Im hier diskutierten Beispiel ließe sich durchaus argumentieren, dass nicht die Überlebenszeit allein, sondern die subjektiv empfundene Lebensqualität wichtigstes Ziel der Therapie sein sollte. Bei der Auswahl des primären Endpunktes für die konfirmatorische Auswertung spielen aber auch die objektive Messbarkeit und Akzeptanz in der jeweiligen Scientific Community eine große Rolle.

Nach Möglichkeit wird genau ein primärer Endpunkt definiert – jedoch existieren auch Situationen, bei denen mehr als ein Outcome angemessen oder sogar erforderlich ist, um den Erfolg einer medizinischen Intervention zu beurteilen.

© Springer Fachmedien Wiesbaden GmbH, ein Teil von Springer Nature 2019 25
L. Benner et al., *Auswertung klinischer Studien mit SPSS,*
essentials, https://doi.org/10.1007/978-3-658-23440-9_4

4.2   Prinzip des statistischen Testens

Für den primären Endpunkt wird ein statistischer Test im Sinne einer konfirmatorischen (=bestätigenden) Auswertung durchgeführt. Die Entscheidung, die auf Basis dieses statistischen Tests getroffen wird, ist mit Unsicherheit verbunden. Wir gehen davon aus, dass das Ziel der Studie darin besteht einen Unterschied zwischen zwei Behandlungen, sofern vorhanden, nachzuweisen. In diesem Fall postuliert die Nullhypothese, dass es keinen Unterschied gibt. Die Alternativhypothese besagt, es gibt einen Unterschied zwischen den beiden Gruppen. Über einen statistischen Test wird basierend auf den beobachteten Daten beurteilt, wie wahrscheinlich es ist die beobachteten Daten zu beobachten gegeben die Nullhypothese ist richtig. Dies führt zum sogenannten p-Wert, auf dem basierend die Testentscheidung gefällt wird. Ist der p-Wert kleiner als ein zuvor festgelegtes Signifikanzniveau α, wird die Nullhypothese abgelehnt und die Alternativhypothese angenommen – man spricht von einem signifikanten Unterschied. Ist der Wert größer, wird die Nullhypothese beibehalten.

Hinsichtlich der getroffenen Testentscheidung können zwei Fehler begangen werden. Wird die Nullhypothese fälschlicherweise abgelehnt, obwohl in Wirklichkeit kein Unterschied vorhanden ist, spricht man vom Fehler 1. Art. Diesen kontrolliert man über das gewählte Signifikanzniveau α (üblich sind 5 %). Bei jedem statistischen Test den man durchführt, kann ein Fehler 1. Art begangen werden. Da man in der Regel die Irrtumswahrscheinlichkeit für eine Studie global mit 5 % kontrollieren möchte, muss im Falle von mehreren primären Vergleichen (z. B. mehrere primäre Endpunkte oder mehrere Gruppen) eine adäquate Strategie gewählt werden um dieses multiple Testproblem zu addressieren (Bender et al. 2007). Wird hingegen die Nullhypothese beibehalten, obwohl es einen Unterschied gibt, spricht man vom Fehler 2. Art. Die Wahrscheinlichkeit einen Fehler 2. Art zu begehen ist unter anderem von Faktoren wie der Größe der Stichprobe abhängig ($\rightarrow$ Fallzahlberechnung in der Planungsphase). Es ist unbedingt zu beachten, dass die Beibehaltung der Nullhypothese nicht gleichzusetzen ist mit der Aussage, dass es nachweislich keinen Unterschied zwischen den Gruppen gibt (Altman and Bland 1995).

Es gibt eine Vielzahl unterschiedlicher statistischer Tests und Auswerteverfahren. Welches davon für die Auswertung geeignet ist und verwendet werden sollte, hängt von der spezifischen Situation ab. Hierbei spielt unter anderem das Skalenniveau des jeweiligen Endpunkts eine Rolle. Daneben müssen für statistische Verfahren zum Teil Annahmen getroffen werden oder bestimmte Voraussetzungen erfüllt sein, damit sie angewendet werden können.

Im Folgenden wird unter Anwendung der gängigsten Tests – in Anlehnung an unser Studienbeispiel – auf die Auswertung von drei Endpunkten mit unterschiedlichem Skalenniveau beispielhaft eingegangen: 1) ein Ereigniszeitendpunkt, 2) ein stetiger Endpunkt und 3) ein binärer Endpunkt.

Neben der Auswertung des primären Endpunktes und damit der primären Fragestellung einer Studie, sollen in der Regel weitere Fragestellungen untersucht werden. Diese können sich auf sekundäre Endpunkte oder auch Subgruppen beziehen. Auch die Erfassung und Auswertung von sicherheitsrelevanten Daten spielt je nach Studie eine sehr wichtige Rolle. Im Gegensatz zur Auswertung des primären Endpunkts, die konfirmatorischen Wert hat, sind alle weiteren Auswertungen rein deskriptiv. Vorrangig sollte die Auswertung mittels deskriptiver Verfahren erfolgen. Es ist möglich auch hier statistische Test durchzuführen und resultierende p-Werte anzugeben. Diese dürfen jedoch nur im deskriptiven Sinne interpretiert werden.

Zusätzlich ist man häufig an der Frage interessiert, welche Variablen einen Einfluss auf den Therapieeffekt haben. Dies kann über sogenannte Regressionsmodelle untersucht werden. Auch hier gilt es zunächst ein geeignetes „Gerüst" auszuwählen, abhängig u. a. vom Skalenniveau des Endpunkts. In Abschn. 4.3.2 wird beispielhaft für den Endpunkt Overall Survival die Cox-Regression veranschaulicht.

4.3 Auswertung von Überlebenszeit-Daten

In Rahmen von onkologischen Studien wird häufig „Overall Survival" als primärer Endpunkt gewählt, d. h. die Dauer vom Studieneinschluss eines Patienten bis zu seinem Tod. In Teilgebieten der Onkologie, in denen Patienten üblicherweise sehr lange mit ihrer Krankheit überleben, kommen auch alternative Endpunkte, sogenannte „Short-Term-Endpoints" zur Verwendung. Diese lassen sich schneller im Rahmen einer klinischen Studie beobachten, beispielsweise die Zeit bis zur Progression der Erkrankung (Progression-Free Survival, PFS).

Jedoch lassen sich die interessierenden Ereignisse wie Tod oder Progression in der Regel nicht für alle Studienteilnehmer innerhalb der Studienzeit beobachten. Die Bestimmung des Endpunkts, also der Zeit bis zum interessierenden Ereignis, ist dann nicht möglich. Dies kann unterschiedliche Gründe haben, beispielsweise hat ein Patient bis zum Studienende überlebt (zu kurze Nachbeobachtungszeit), hat noch während der laufenden Studie seine Einverständniserklärung zurückgezogen und wurde deshalb nicht mehr weiter beobachtet oder konnte aus anderen Gründen nicht weiter nachbeobachtet werden. Die betreffenden Patienten in der Auswertung nicht zu berücksichtigen, könnte zu verzerrten Ergebnissen führen. Darüberhinaus besitzt man für solche Patienten eine gewisse Information, nämlich, dass der Patient bis zum letzten Kontakt noch kein Ereignis hatte. Man sagt hier auch, dass dieser Patient zensiert wird. Die Teilinformation, die in einer zensierten Beobachtung enthalten ist, lässt sich im Rahmen der statistischen Auswertung verwenden. Daher bestehen Ereigniszeitvariablen immer aus zwei Komponenten – einer Zeitvariable (in unserem Datensatz mit `Time_to_Event` bezeichnet) und einer Zensierungsvariable (in unserem Datensatz mit `censored` bezeichnet).

4.3.1 Kaplan-Meier-Plot und Log-Rank-Test

Auch bei der Auswertung des primären Endpunkts sollte zunächst die Deskription an erster Stelle stehen. Diese erleichtert später auch die Interpretation des Ergebnisses des statistischen Tests. Eine gängige deskriptive Methode zur Beschreibung von Überlebenszeiten ist die Angabe des medianen Überlebens in der Stichprobe, das heißt des Zeitpunkts, zu dem noch 50 % der Studienteilnehmer lebten bzw. bei 50 % der Patienten das interessierende Ereignis eingetreten war. Der Median als Lagemaß ist bei der Deskription von Ereigniszeiten dem Mittelwert vorzuziehen, da sich ein Mittelwert aufgrund des Vorliegens von zensierten Beobachtungen nur schwer schätzen lässt und zudem Ereigniszeiten in der Regel nicht normalverteilt sind.

Ein weiteres gängiges Mittel zur Beschreibung von Ereigniszeiten ist der sogenannte Kaplan-Meier-Plot, in dem das prozentuale Überleben in der Stichprobe in Abhängigkeit von der Ereigniszeit in einer sogenannten Überlebenszeitkurve $S(t)$ (S für Survival) abgetragen wird. Zeitpunkte zensierter Beobachtungen werden hierbei als solche berücksichtigt und markiert (etwa Kreuzchen).

Im Rahmen der konfirmatorischen Auswertung gibt es mehrere Methoden zwei Therapiegruppen hinsichtlich deren Überlebenszeit zu vergleichen. Wir betrachten zunächst den Log-Rank-Test, mittels dessen man zwei Therapiegruppen auf Unterschiede in ihren Überlebenszeitkurven überprüfen kann. Hierbei werden frühe und späte Ereigniszeitpunkten gleich gewichtet.

Vertiefende Informationen zum Thema Überlebenszeitanalyse finden sich z. B. in einem Übersichtsartikel aus dem Deutschen Ärzteblatt von Zwiener et al. (2011) oder einem der Standardwerke zur Methodik klinischer Studien von Schumacher and Schulgen (2008).

In SPSS findet man die nötigen „Werkzeuge" für die Berechnung der medianen Überlebenszeiten, die Erstellung von Kaplan-Meier-Plots und die Berechnung des Log-Rank-Tests unter dem Menüpunkt `Überleben/Kaplan - Meier` (Abb. 4.1).

Im Kaplan-Meier-Dialog (Abb. 4.2) muss die Zeitvariable `Time-to-Event` ausgewählt werden. Dabei kann das Ereignis entweder „Tod" (primärer Endpunkt) oder „Zensierung" (Beobachtungsende ohne Ereignis) sein. Zwischen diesen Möglichkeiten wird mittels der Zensierungsvariablen `censored` (in SPSS als

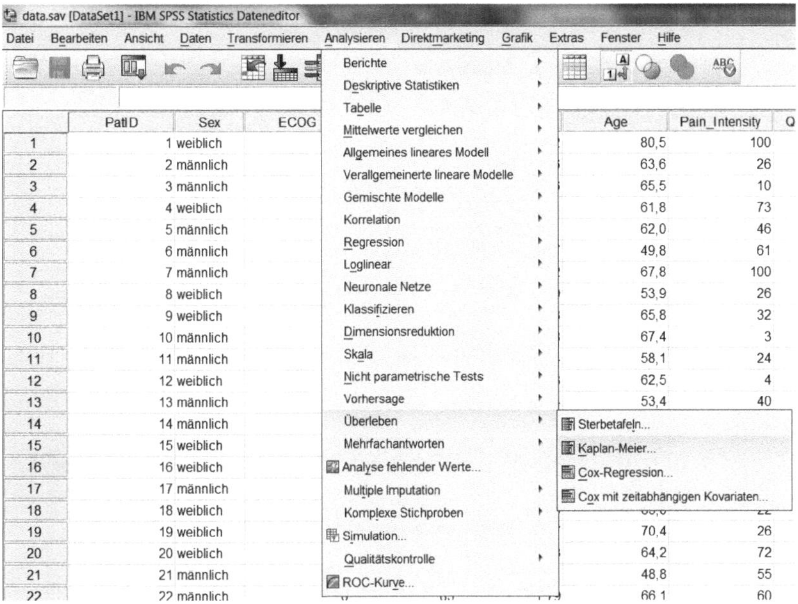

Abb. 4.1 Werkzeuge für die Analyse von Überlebenszeitdaten finden sich unter dem Stichpunkt Überleben

„Statusvariable" bezeichnet) unterschieden. Sobald die Zensierungssvariable censored in das Feld Status eingetragen ist, zeigt SPSS ein Fragezeichen (?) hinter dem Variablennamen an. Dies weist darauf hin, dass der Wert, der einem Ereignis entspricht, noch nicht zweifelsfrei definiert wurde. Über Ereignis definieren lässt sich dies nachholen. Da bei uns nur der Wert n einem beobachteten Ereignis entspricht, genügt es unter Einzelner Wert n einzutragen. Sollten mehrere Werte einem beobachteten Ereignis entsprechen, ließe sich dies über die Liste von Werten kodieren. Diese Option kann von Interesse sein, wenn etwa ein kombinierter Endpunkt (z. B. „Tod oder Progression") betrachtet werden soll.

Im Faktor-Feld geben wir die Variable Gruppe an, um die Auswertung nach Gruppen zu stratifizieren (Abb. 4.3).

Der Log-Rank-Test kann über den Button Faktor vergleichen ausgewählt werden (Abb. 4.4).

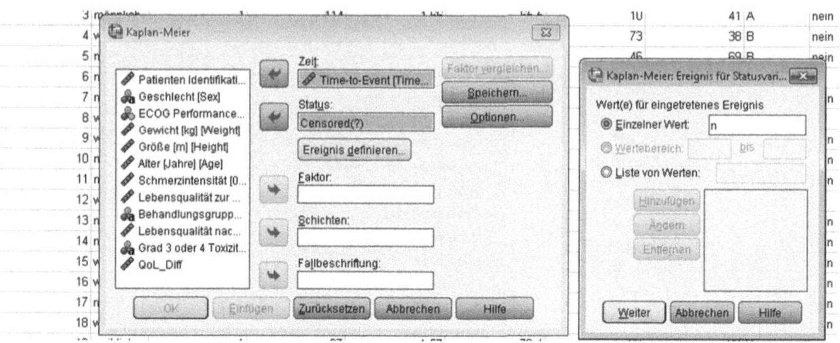

Abb. 4.2 Der Kaplan-Meier-Dialog mit eingetragener Statusvariable und geöffnetem Dialog `Ereignis definieren`

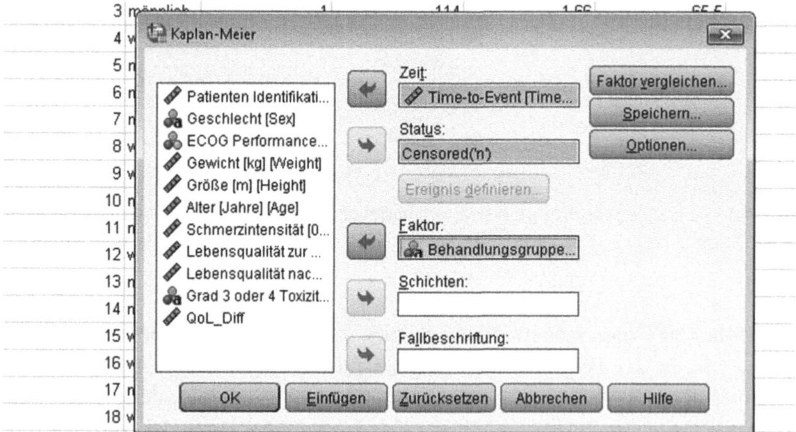

Abb. 4.3 Kaplan-Meier-Dialog mit eingetragener Faktorvariable und definiertem Ereignis

Zuletzt setzen wir unter `Optionen` das Häkchen bei `Mittelwert und Median der Überlebenszeiten` und `Überleben` (für den Kaplan-Meier-Plot) und bestätigen mit `Weiter` und `OK` (Abb. 4.5).

Der Output zeigt zunächst die geschätzten Mittelwerte und Mediane der Überlebenszeiten für die gesamte Stichprobe und aufgeteilt nach Gruppe (Abb. 4.6).

Die Grafik „Überlebensfunktionen" zeigt den Kaplan-Meier-Plot mit den Überlebenskurven der beiden Gruppen (Abb. 4.7). Zensierungsereignisse werden dabei als kleine Kreuze direkt auf der Kurve dargestellt.

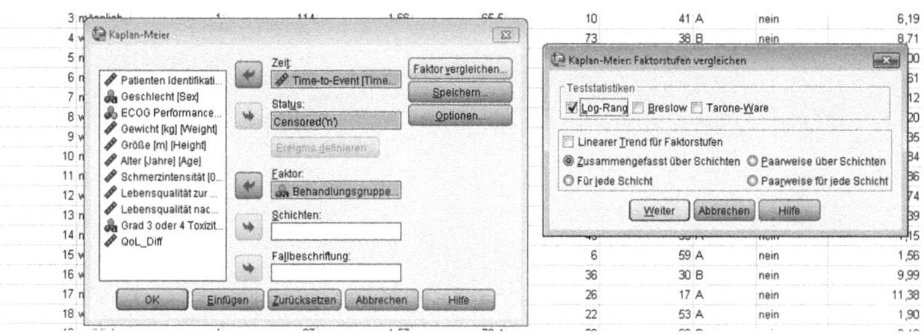

Abb. 4.4 Dialog `Faktor vergleichen` mit ausgewähltem Log-Rank-Test

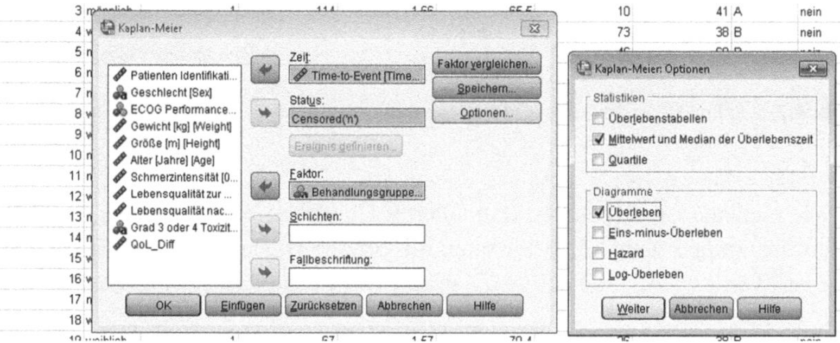

Abb. 4.5 Dialog `Optionen` mit Auswahlhäkchen für Median und Kaplan-Meier-Plot

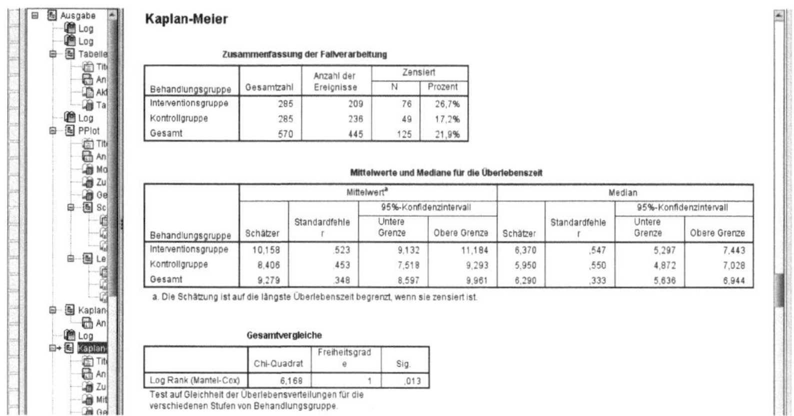

Kaplan-Meier

Zusammenfassung der Fallverarbeitung

Behandlungsgruppe	Gesamtzahl	Anzahl der Ereignisse	Zensiert	
			N	Prozent
Interventionsgruppe	285	209	76	26,7%
Kontrollgruppe	285	236	49	17,2%
Gesamt	570	445	125	21,9%

Mittelwerte und Mediane für die Überlebenszeit

Behandlungsgruppe	Mittelwert[a]		95%-Konfidenzintervall		Median		95%-Konfidenzintervall	
	Schätzer	Standardfehler	Untere Grenze	Obere Grenze	Schätzer	Standardfehler	Untere Grenze	Obere Grenze
Interventionsgruppe	10,158	,523	9,132	11,184	6,370	,547	5,297	7,443
Kontrollgruppe	8,406	,453	7,518	9,293	5,950	,550	4,872	7,028
Gesamt	9,279	,348	8,597	9,961	6,290	,333	5,636	6,944

a. Die Schätzung ist auf die längste Überlebenszeit begrenzt, wenn sie zensiert ist.

Gesamtvergleiche

	Chi-Quadrat	Freiheitsgrade	Sig.
Log Rank (Mantel-Cox)	6,168	1	,013

Test auf Gleichheit der Überlebensverteilungen für die verschiedenen Stufen von Behandlungsgruppe.

Abb. 4.6 Mediane Überlebenszeiten nach Gruppen aufgeschlüsselt und Ergebnis des Log-Rank-Tests

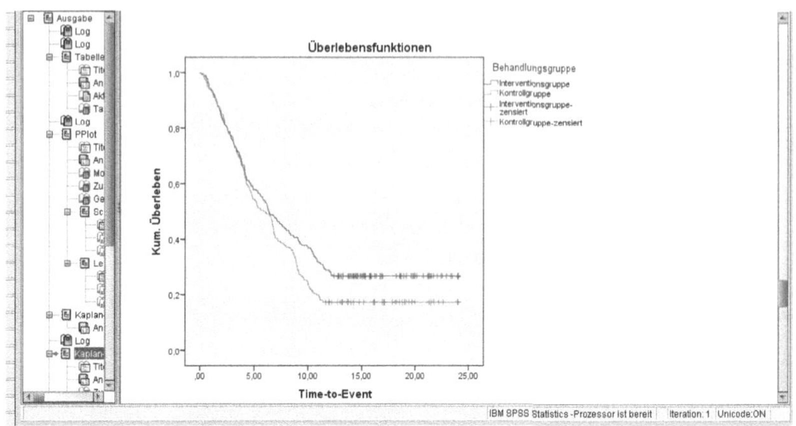

Abb. 4.7 Kaplan-Meier-Plot der beiden Behandlungsgruppen

Die mediane Überlebenszeit (kumuliertes Überleben = 0,5) liegt bei 6,37 Monaten für Gruppe A und 5,95 Monaten für Gruppe B. Der Log-Rank-Test liefert einen p-Wert von 0,013 (Feld `Sig.` in der Tabelle `Gesamtvergleich`, siehe Abb. 4.6).

Die primäre statistische Auswertung hat demnach ergeben, dass es einen auf dem 5%-Niveau signifikanten Unterschied hinsichtlich Overall Survival zwischen den beiden Behandlungsgruppen gibt, da der p-Wert des Log-Rank-Tests bei 0,013 liegt und damit kleiner ist als 0,05. Anhand des Kaplan-Meier-Plots und der medianen Überlebenszeiten lässt sich ablesen, dass die Behandlung in Gruppe A im Vergleich zur Behandlung in Gruppe B eine Verbesserung hinsichtlich Overall Survival mit sich bringt.

Die Differenz beträgt jedoch lediglich 0,42 Monate, also etwa zwei Wochen. Dies wirft Zweifel hinsichtlich der klinischen Relevanz des Gruppenunterschieds auf. Weiteren Aufschluss bietet der Kaplan-Meier-Plot: Die Überlebensfunktionen der beiden Behandlungsgruppen verlaufen etwa bis zum Zeitpunkt 6 Monate nahezu identisch – gerade in diesem Zeitfenster liegen auch die medianen Überlebenszeiten. Erst nach diesem Zeitpunkt ist ein deutlicher Unterschied zwischen den Kurven erkennbar. Es ist generell zu beachten, dass ein signifikanter Unterschied nicht gleichzusetzen ist mit einem klinisch relevanten Unterschied.

4.3.2 Cox-Regression

Manchmal ist es notwendig vorhandene Unterschiede in den Baseline-Charakteristiken der Gruppen zu berücksichtigen (z. B. bei nicht-randomisierten Studien). So kann es z. B. sein, dass die Patienten in der einen Gruppe tendenziell älter sind oder einen schlechteren ECOG-Score aufweisen als in der anderen Gruppe. Dies kann dazu führen, dass ein Unterschied in den Überlebenszeiten beobachtet wird, der aber nicht (nur) mit der Behandlung zusammenhängt. Oder man möchte untersuchen, ob neben der Behandlung andere Variablen einen Einfluss auf die Überlebenszeit haben. In einem solchen Fall sollten die entsprechenden (potenziellen) Einflussvariablen in der Auswertung berücksichtigt werden, man spricht hier von Adjustierung. Wie wir bereits gesehen haben sind die Gruppen in unserem Datenbeispiel gut vergleichbar und eine Adjustierung für bestimmte Merkmale ist nicht notwendig. Sind wir jedoch daran interessiert herauszufinden, ob das Alter einen Einfluss auf den Endpunkt Overall Survival hat, oder gibt es womöglich bereits Evidenz die darauf hinweist, macht es Sinn eine adjustierte Auswertung durchzuführen. Daher zeigen wir im Folgenden beispielhaft, wie eine für die Variable `Age` adjustierte Überlebenszeitanalyse durchgeführt werden kann.

Ein gängiges Verfahren hierfür stellt die Cox-Regression dar. Dabei steht, anders als beim Log-Rank-Test, nicht die Überlebensfunktion $S(t)$ (% Überlebende zum Zeitpunkt t) sondern die Hazardfunktion $\lambda(t)$ im Mittelpunkt. Die Hazardfunktion beschreibt dabei das momentane Sterberisiko zum Zeitpunkt t. Die Cox-Regression nimmt für die Hazardfunktion eine bestimmte Form an, über die sich der Einfluss der verschiedenen Kovariablen auf das momentane Sterberisiko beschreiben lässt. Die Hintergründe und die Methode der Cox-Regression werden unter anderem in einem Artikel des Deutschen Ärzteblattes anhand von klinischen Beispielen beschrieben (Zwiener et al. 2011).

Eine Cox-Regression kann in SPSS unter `Analysieren/Überleben/ Cox-Regression` durchgeführt werden. Wie zuvor beim Log-Rank-Test müssen die Zeit- und Statusvariable eingetragen werden und das Ereignis definiert werden. Im Feld `Kovariablen` können nun `Age` und `Group` hinzugefügt werden (Abb. 4.8).

Unter `Optionen` sollte ein Häkchen bei `Konfidenzintervall für Exp (B)` gesetzt werden um Konfidenzintervalle für die Parameter zu erhalten (Abb. 4.9). Danach kann die Analyse gestartet werden.

Die für die Fragestellung relevanten Ergebnisse, das heißt die Parameterschätzer für die Hazard Ratios samt Konfidenzintervallen und p-Werten, lassen sich nun in der Tabelle mit dem Titel `Variablen in der Gleichung` ablesen (Abb. 4.10).

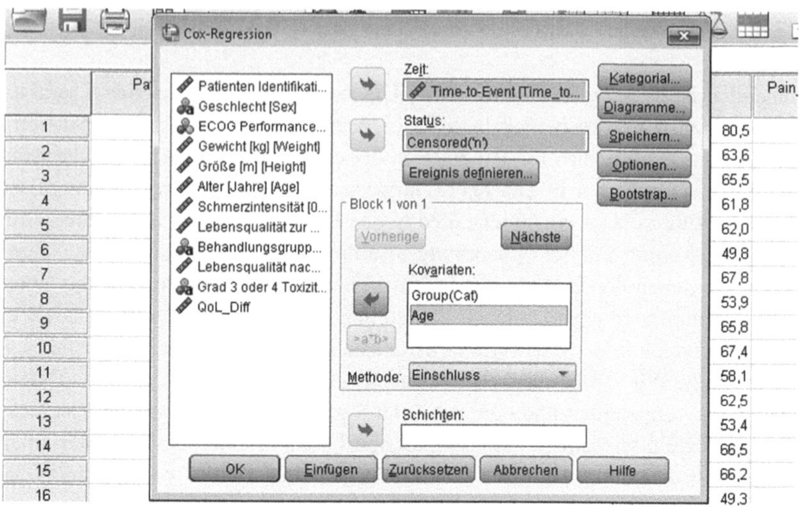

Abb. 4.8 Dialog `Cox-Regression` mit eingetragenen Kovariablen

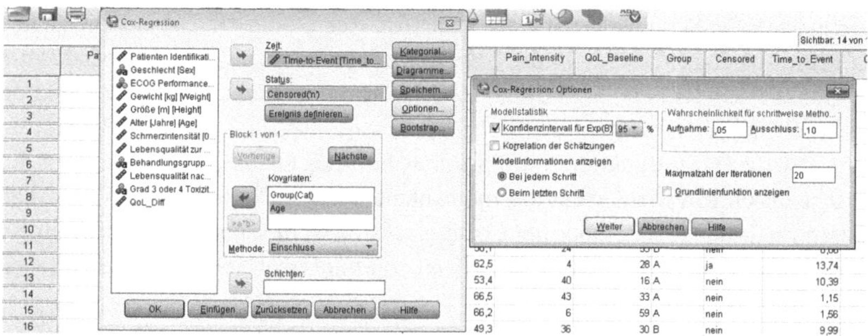

Abb. 4.9 Dialog `Optionen` für die Cox-Regression mit Auswahlhäkchen für Konfidenzintervalle der (exponenzierten) Parameter

Die Hazard Ratios der Variablen `Group` und `Age` lassen sich in der Spalte `Exp(B)`, die zugehörigen Konfidenzintervalle in der Spalte `95,0%` `Konfidenzinterv.` für `Exp(B)`, sowie die p-Werte für die Tests auf Unterschied des jeweiligen Hazard Ratios von 1 in der Spalte `Sig.` ablesen. Das Hazard Ratio für die Variable `Group` beträgt 0,73, das 95 %-Konfidenzintervall ist [0,602; 0,885] und der p-Wert ist 0,001. Außer über den p-Wert lässt sich die Signifikanz auch am Konfidenzintervall ablesen. Wenn dieses die 1 nicht einschließt, ist

Variablen in der Gleichung

	B	SE	Wald	df	Signifikanz	Exp(B)	95,0% Konfidenzinterv. für Exp (B)	
							Untere	Obere
Behandlungsgruppe	-,315	,098	10,286	1	,001	,730	,602	,885
Alter [Jahre]	,163	,007	480,045	1	,000	1,177	1,160	1,194

Kovariaten-Mittelwerte

	Mittelwert
Behandlungsgruppe	,500
Alter [Jahre]	63,223

Abb. 4.10 Parameterschätzer, Konfidenzintervallen und p-Werte für die jeweiligen Variablen

das Ergebnis auf dem jeweiligen α-Niveau signifikant. Diese Werte bestätigen das Ergebnis des Log-Rank-Tests (vgl. Abschn. 4.3.1) – es besteht offenbar ein Unterschied zwischen den beiden Behandlungsgruppen hinsichtlich der Überlebenszeit, welcher auch im Falle der Cox-Regression unter Berücksichtigung von Alterseffekten auf dem 5 %-Niveau signifikant ist. Da das Hazard Ratio kleiner als 1 ist und die Referenzkategorie in diesem Fall „B" lautet (B ist mit 0 kodiert), ist das Überleben in Gruppe A besser als in Gruppe B bzw. der Hazard in Gruppe A kleiner als in Gruppe B. Das Konfidenzintervall gibt zudem einen Eindruck von der Genauigkeit der Effektschätzung. Das „wahre" Hazard Ratio der Grundgesamtheit wird mit einer Wahrscheinlichkeit von 95 % von dem berechneten Konfidenzintervall überdeckt. Das Hazard Ratio der Variable Age liegt in unserem Fall bei 1,177. Das zugehörige 95 %-Konfidenzintervall lautet [1,160; 1,194] und der p-Wert des Tests auf Unterschied vom Wert 1 ist hier p < 0,001. Dies deutet darauf hin, dass ein starker Zusammenhang zwischen dem Patientenalter zu Studieneintritt und der jeweiligen Überlebenszeit besteht. Der Schätzer des Hazard Ratios ist hier 1,177, also größer als 1. Demnach haben ältere Patienten eine schlechtere Überlebenszeitprognose als Jüngere (bei gleicher Behandlung).

Da wir die Effekte von Alter und Gruppe gemeinsam modelliert haben, können wir nun vom „altersadjustierten Effekt" der Behandlungsgruppe sprechen. Hat die Altersvariable – wie in unserem Fall – erheblichen Einfluss, beugt diese gemeinsame Betrachtung Verzerrungen des geschätzten Einflusses der Variable Group vor. In einem solchen Regressionsmodell können, abhängig von der Patientenzahl und der Anzahl beobachteter Events, auch mehr als eine Einflussvariable und Interaktionsterme berücksichtigt werden. Als Faustregel gilt, dass pro Variable im Modell 10 beoachtete Events benötigt werden.

4.4   Auswertung von stetigen Endpunkten

Im Folgenden wird die Auswertung der Veränderung der Lebensqualität betrachtet. In unserer Beispielstudie war dies ein sekundärer Endpunkt. Die Lebensqualität (Quality of Life, QoL) wurde mit dem Fragebogen EORTC QLQ-C30 gemessen. Der daraus berechnete Score ergibt Werte zwischen 0 und 100, wobei ein hoher Wert für eine hohe Lebensqualität spricht. Dieser Score wurde sowohl zu Studienbeginn (Baseline) als auch drei Monate später erhoben. In Kap. 1 haben wir aus den beiden Werten bereits die Differenz gebildet (`QoL_Diff`).

4.4.1   Boxplot und t-Test

Neben der deskriptiven Beschreibung mittels statistischer Kennzahlen (siehe Kap. 2), wollen wir die Verteilung der Differenzen grafisch in Form von Boxplots darstellen. Unter `Grafik/Diagrammerstellung` wird dafür das linke Boxplot-Diagramm im Register `Galerie` ausgewählt und in die Diagrammvorschau gezogen (Abb. 4.11).

Aus der Variablenliste wird anschließend `Group` auf die x-Achse und die Variable `QoL_Diff` auf die y-Achse verschoben (Abb. 4.12). Nach dem Klicken auf `OK` erscheint der in Abb. 4.13 gezeigte Boxplot.

	PatID	Sex	ECOG	Weight	Heigh		
1	1 weiblich	1	62				
2	2 männlich	0	113				
3	3 männlich	1	114	1,66	65,5	10	
4	4 weiblich	1	62	1,61	61,8	73	
5	5 männlich	0	117	1,71	62,0	46	
6	6 männlich	2	71	1,77	49,8	61	
7	7 männlich	2	97	1,82	67,8	100	
8	8 weiblich	1	47	1,59	53,9	26	
9	9 weiblich	1	56	1,48	65,8	32	
10	10 männlich	1	102	1,88	67,4	3	
11	11 männlich	1	75	1,74	58,1	24	
12	12 weiblich	1	73	1,68	62,5	4	

Abb. 4.11 Gesonderte Schaubilder lassen sich unter `Diagramme` erstellen

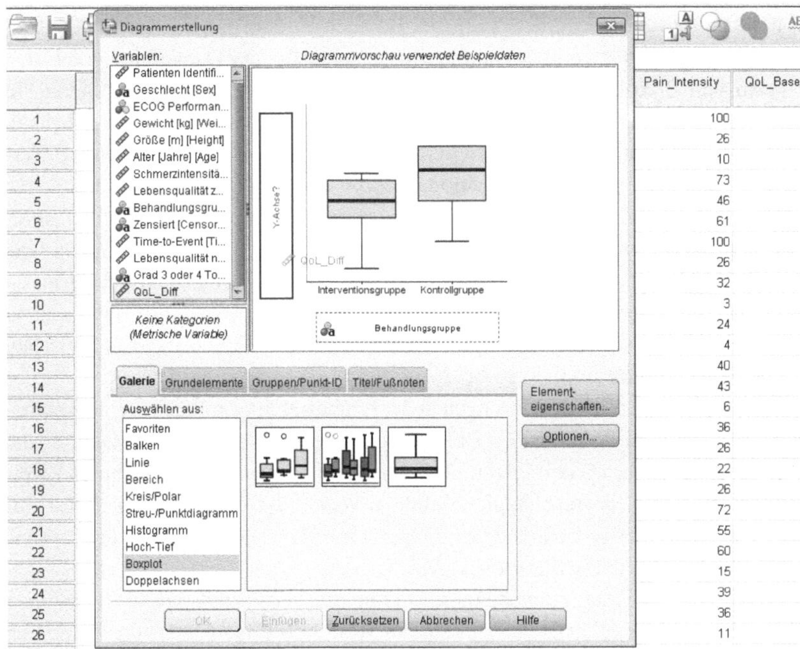

Abb. 4.12 Dialog zum Erstellen von Boxplots

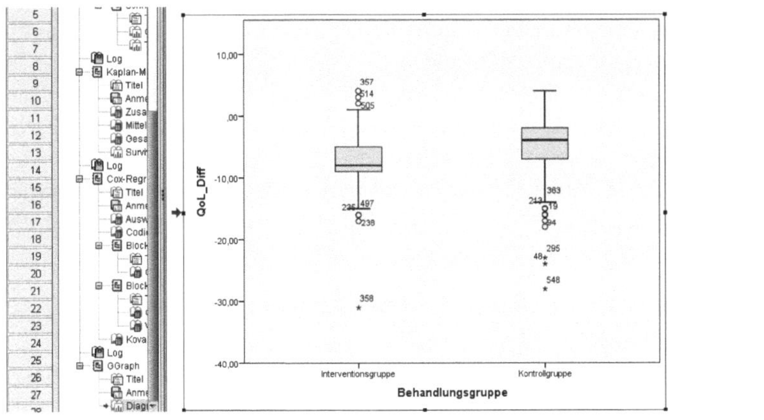

Abb. 4.13 Boxplots für die Differenz der Lebensqualität nach Gruppe

Im Boxplot stellt die mittlere Linie der Box den Median dar, die Kantenlänge der Box entspricht dem jeweiligen Interquartilsabstand. Bei der Darstellung von Daten in Form von Boxplots ist es wichtig die Whisker („Antennen') zu definieren. In SPSS entspricht deren Länge standardmäßig dem 1,5-fachen Interquartilsabstand. Werte relativ nah außerhalb dieser Grenzen gelten als „milde" Ausreißer und werden mit einem Kreis dargestellt. Werte, die von der Box mehr als den dreifachen Interquartilsabstand entfernt liegen sind „extreme" Ausreißer und werden in SPSS mit einem Sternchen gekennzeichnet. Es ist zu erkennen, dass der Median und die Quartile der Lebensqualitätsdifferenz in Gruppe A ein wenig niedriger ist als in Gruppe B. In Gruppe A verschlechtert sich die Lebensqualität somit stärker als in Gruppe B. Dies ist vor dem Hintergrund zu sehen, dass die Baseline-Werte zwischen den Gruppen ähnlich sind.

Nehmen wir an, die Veränderungen in der Lebensqualität sollen mit einem statistischen Test zwischen den beiden Behandlungsgruppen verglichen werden und die Variable ist (annähernd) normalverteilt. In diesem Fall kann der sogenannten Zwei-Stichproben t-Test für unabhängige Gruppen verwendet werden. Diesen Test finden wir unter `Analysieren/Mittelwerte vergleichen/T-Test bei unabhängigen Stichproben` (Abb. 4.14).

Hier wird der t-Test für unabhängige Stichproben verwendet, da es sich um einen Zweigruppenvergleich handelt, bei dem die Werte aus voneinander unabhängigen Gruppen stammen. Als Testvariable wird die berechnete Variable `QoL_Diff` verwendet und als Gruppierungsvariable `Group`. Dazu muss die jeweilige Variable markiert werden und anschließend durch Klicken auf den entsprechenden Pfeil als Test- bzw. Gruppierungsvariable definiert werden. Zusätzlich müssen die Gruppen unter `Gruppen def.` definiert werden.

Wir tragen ein A für Gruppe 1 und ein B für Gruppe 2 ein und bestätigen mit `Weiter` und `OK` (Abb. 4.15). Die Ausgabe zeigt neben dem p-Wert weitere Ergebnisse (Abb. 4.16).

Die obere Tabelle „Gruppenstatistik" enthält deskriptive Maßzahlen der Variable `QoL_Diff` getrennt für die Gruppen A und B. Nach drei Monaten ist der

Abb. 4.14 Der Weg zum t-Test für unverbundene (unabhängige) Stichproben

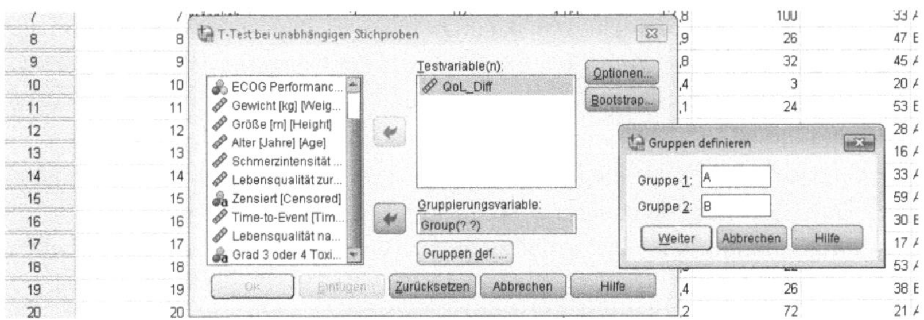

Abb. 4.15 Zwei-Stichproben-t-Test für Lebensqualitätsdifferenzen mit geöffnetem Dialog zur Definition der Gruppen

Abb. 4.16 Ergebnisse des t-Test für die Analyse der Lebensqualitätsdifferenzen

Quality-of-Life-Score in der Gruppe A im Mittel um ca. 7 Einheiten gefallen und in der Gruppe B um etwa 5 Einheiten. Die zweite Tabelle „Test bei unabhängigen Stichproben" enthält die Ergebnisse des t-Tests. Wir gehen nicht per se von einer Varianzgleichheit aus und interpretieren daher die Ergebnisse in der zweiten Zeile. Die Spalte `Sig. (2-seitig)` enthält den für uns relevanten p-Wert, der hier $<0{,}001$ ist. Damit könnte die Nullhypothese: „Die Gruppen A und B unterscheiden sich nicht bezüglich der Veränderung des Quality-of-Life-Scores (Baseline zu drei Monate)" abgelehnt werden, sofern dieser Endpunkt vor Studienbeginn als primärer Endpunkt definiert wurde.

Bezüglich des Therapieeffektes gibt auch das dazugehörige Konfidenzintervall Aufschluss. Selbst wenn wir erfolgreich die Nullhypothese ablehnen konnten, heißt das nicht, dass der tatsächliche Effekt auch klinisch relevant ist. Der Mittelwert der Differenz der Veränderung des Quality-of-Life-Scores zwischen den beiden Gruppen beträgt -2.1. Im Mittel sinkt die Lebensqualität in Gruppe A also stärker.

Dieser Wert allein ist allerdings nur ein Schätzer für die Mittelwertdifferenz in der Gesamtbevölkerung und daher mit Unsicherheit behaftet. Würde man die

Studie mit einer anderen Stichprobe wiederholen, wird man andere Mittelwerte und Differenzen beobachten. Um einen Eindruck von der Genauigkeit des Schätzers zu bekommen, ist es sinnvoll das Konfidenzintervall (ebenfalls in Tabelle in Abb. 4.16) für den mittleren Unterschied zu betrachten. Dieses gibt den Bereich wieder, der mit einer vorgegebenen Wahrscheinlichkeit den wahren, aber unbekannten Wert überdeckt. Das 95 %-Konfidenzintervall ist hier [−2.9; −1.3]. Auch dieses deutet auf einen zwar vorhandenen, aber womöglich eher moderaten Unterschied der beiden Gruppen hin.

4.5 Auswertung von binären Endpunkten

Häufig interessiert man sich dafür, ob sich Behandlungsgruppen hinsichtlich eines binären Endpunktes unterscheiden. Dies kann beispielsweise das Auftreten eines bestimmten Ereignisses sein. In unserem Studienbeispiel wurde unter anderem die Toxizität der Wirkstoffe untersucht. Diese wurde mithilfe der National Cancer Institute Common Toxicity Criteria version 2.0 beurteilt. Hierbei werden Nebenwirkungen entsprechend des Schweregrades in Grad 1 bis 4 eingeteilt. Ab Grad 3 spricht man von schwerwiegenden unerwünschten Ereignissen. Die Variable `Grade_3_4_Toxicity` in unserem Datensatz beschreibt, ob ein Patient mindestens einmal eine Toxizität mit Grad 3 oder 4 gezeigt hat.

Im Folgenden soll verglichen werden, wie viele Patienten in den beiden Gruppen mindestens eine Grad 3/4 Toxizität gezeigt haben.

4.5.1 Vierfeldertafel und Chi-Quadrat-Test

Auch hier steht zunächst die deskriptive Auswertung der Daten im Vordergrund. Damit sollte, wie schon in den vorangegangenen Kapiteln, begonnen werden. Die Daten können in einer Vierfeldertafel zusammengefasst werden und die Ereignisraten mittels eines Chi-Quadrat-Tests (auch: χ^2-Test) verglichen werden.

Beide Methoden sind unter `Analysieren/Deskriptive Statistiken /Kreuztabellen` zu finden (Abb. 4.17). Im Dialog `Kreuztabellen` trägt man `Grade_3_4_Toxicity` in das Feld `Zeilen` und `Group` in das Feld `Spalten` ein. Für die eigentliche Analyse ist irrelevant welche Variable in „Zeilen" und welche Variable in „Spalten" eingeteilt wird – der Chi-Quadrat-Test liefert dasselbe Ergebnis. Das Häkchen für `Gruppierte Balkendiagramme anzeigen` stellt den Vergleich auch in einem entsprechenden Balkendiagramm dar.

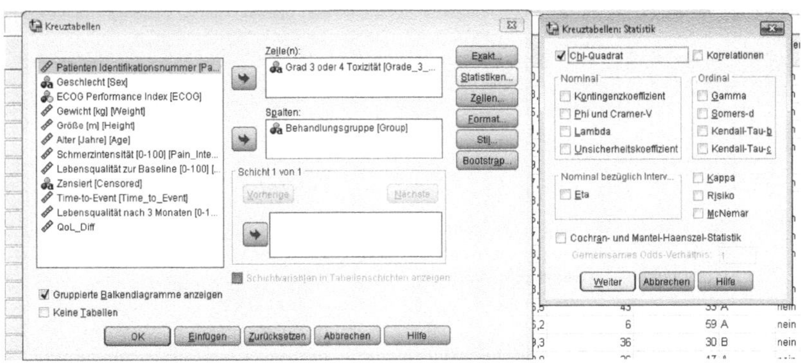

Abb. 4.17 Erstellen von Vierfeldertafeln (Kreuztabellen)

Um zusätzlich Prozentwerte pro Gruppe in der Tabelle angezeigt zu bekommen, kann man unter `Zellen` im Auswahlfeld `Prozentwerte` ein Häkchen bei `Spaltenweise` setzen (Abb. 4.19, die Gruppierungsvariable haben wir in den Spalten der Tabelle plaziert).

Die erstellte Kreuztabelle ist in Abb. 4.20 dargestellt. In Gruppe A wurde bei 52,1 % der Patienten mindestens eine Grad 3/4 Toxizität beobachtet. Bei Gruppe B sind es 47,9 %. Am Ende der Ausgabe sind die Zahlen auch grafisch dargestellt, wie Abb. 4.18 zeigt. Es soll an dieser Stelle darauf hingewiesen werden, dass eine grafische Darstellung mittels Balkendiagramm bei mehreren Gruppen und/oder mehr als 2 Kategorien sinnvoller ist. Im vorliegenden Fall werden lediglich zwei

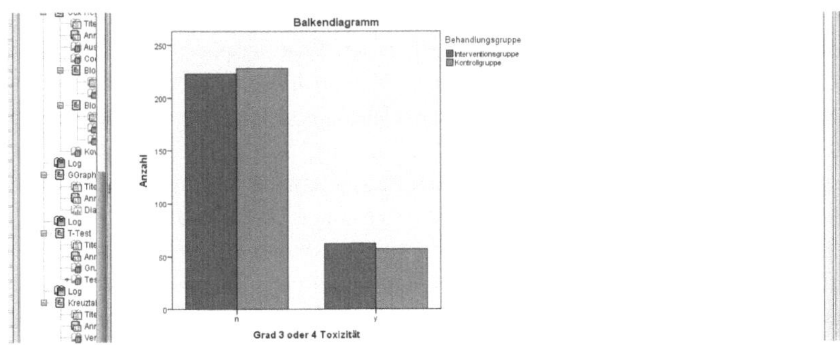

Abb. 4.18 Balkendiagramm der Toxizitätsevents pro Gruppe

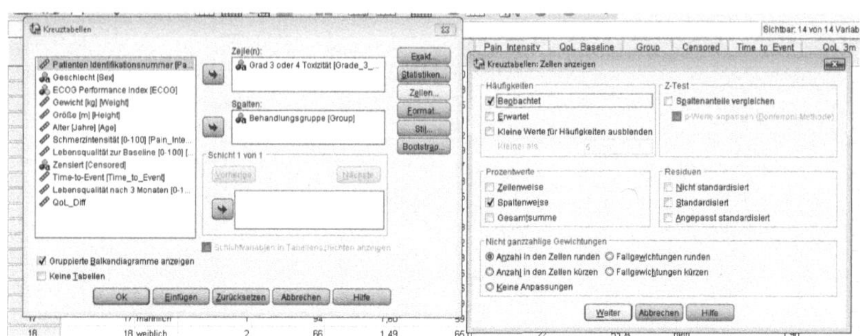

Abb. 4.19 Zellenoptionen für die Kreuztabelle

Zahlen veranschaulicht. Die deskriptive Auswertung lässt vermuten, dass es hinsichtlich der Grad 3/4 Toxizität keinen Unterschied zwischen den Gruppen gibt. Bei einer konfirmatorischen Auswertung lässt sich dies über den Chi-Quadrat-Test überprüfen. Das Ergebnis ist in Abb. 4.20 gezeigt.

Direkt unterhalb der Kreuztabelle finden wir die Ergebnisse des Chi-Quadrat-Tests. Dieser testet, ob die beobachteten Abweichungen in den vier Feldern der Kreuztabelle mit der Nullhypothese, dass die Merkmale „Gruppe" und „Grad 3/4 Toxizität" unabhängig sind, vereinbar sind. Wenn dies ein konfirmatorisch geplanter Vergleich wäre und die Nullhypothese könnte abgelehnt werden, ließe sich aufgrund der randomisierten Gruppeneinteilung darauf schließen, dass die Behandlung einen Effekt auf das Auftreten von Grad 3/4 Toxizität hat. Beim vorliegenden p-Wert von 0.606 muss die Nullhypothese jedoch beibehalten werden. Wie zuvor schon betont, kann hieraus nicht geschlossen werden, dass es keinen Unterschied gibt. Man kann lediglich sagen, dass auf Grundlage der vorhandenen Daten kein Unterschied nachgewiesen werden konnte. Geht man bereits in der Planungsphase davon aus, dass es keinen Unterschied hinsichtlich Toxizität geben wird und möchte daher zeigen, dass die neue Behandlung A höchstens irrelevant schlechter als die Standardbehandlung B in Bezug auf die Toxizität ist, sollte ein „Nicht-Unterlegenheitsdesign" gewählt werden. Näheres dazu findet sich beispielsweise in Lange et al. (2007). In vielen Studiensituationen kann davon ausgegangen werden, dass nicht nur ein safetyrelevantes Ereignis (z. B. Toxizitäten, Nebenwirkungen, Komplikationen) pro Patient auftritt. Je nachdem an welcher Fragestellung man interessiert ist, kann es daher durchaus sinnvoll sein die Informationen darüber nicht darauf zu reduzieren, ob mindestens ein interessierendes Ereignis aufgetreten ist, sondern die Anzahl an beobachteten Ereignissen zu betrachten und zu vergleichen. Hierzu müssen für die Auswertung andere Verfahren herangezogen werden als bei binären Endpunkten.

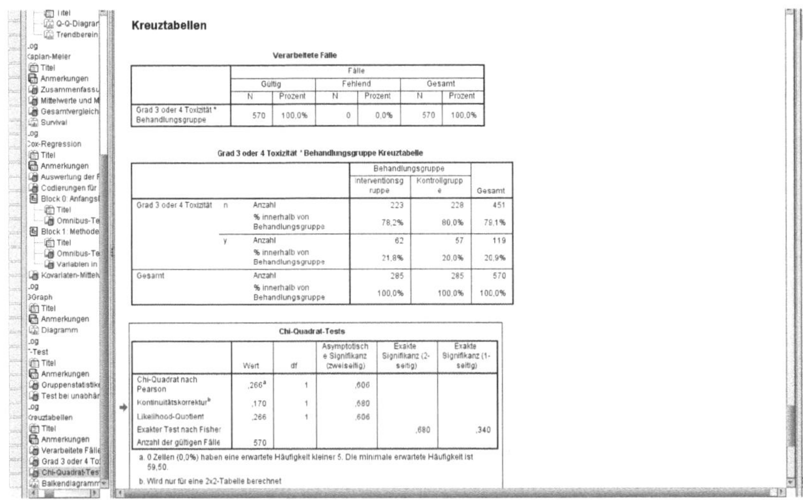

Verarbeitete Fälle

	Fälle					
	Gültig		Fehlend		Gesamt	
	N	Prozent	N	Prozent	N	Prozent
Grad 3 oder 4 Toxizität * Behandlungsgruppe	570	100,0%	0	0,0%	570	100,0%

Grad 3 oder 4 Toxizität * Behandlungsgruppe Kreuztabelle

			Behandlungsgruppe		Gesamt
			Interventionsgruppe	Kontrollgruppe	
Grad 3 oder 4 Toxizität	n	Anzahl	223	228	451
		% innerhalb von Behandlungsgruppe	78,2%	80,0%	79,1%
	y	Anzahl	62	57	119
		% innerhalb von Behandlungsgruppe	21,8%	20,0%	20,9%
Gesamt		Anzahl	285	285	570
		% innerhalb von Behandlungsgruppe	100,0%	100,0%	100,0%

Chi-Quadrat-Tests

	Wert	df	Asymptotische Signifikanz (zweiseitig)	Exakte Signifikanz (2-seitig)	Exakte Signifikanz (1-seitig)
Chi-Quadrat nach Pearson	,266[a]	1	,606		
Kontinuitätskorrektur[b]	,170	1	,680		
Likelihood-Quotient	,266	1	,606		
Exakter Test nach Fisher				,680	,340
Anzahl der gültigen Fälle	570				

a. 0 Zellen (0,0%) haben eine erwartete Häufigkeit kleiner 5. Die minimale erwartete Häufigkeit ist 59,50.

b. Wird nur für eine 2x2-Tabelle berechnet

Abb. 4.20 Vierfeldertafel für Toxizität vs. Behandlungsgruppe und Ergebnisse des Chi-Quadrat-Tests

Merke!

1. **Primärer Endpunkt** = wichtigste (messbare) Zielgröße einer klinischen Studie.
2. Nur der **primäre Endpunkt** kann **konfirmatorisch** ausgewertet werden.
3. Die Wahl des Auswerteverfahrens hängt vom spezifischen Setting ab. Im Zweifel einen Biometriker fragen.
4. Aus einem nicht-signifikanten Ergebnis kann **nicht auf Gleichheit** geschlossen werden.
5. **Signifikanz $\neq$ Relevanz.**
6. **Sekundäre Endpunkte** werden nur im **deskriptiven** Sinne ausgewertet.
7. Grafische Darstellungen, wie Boxplots, nutzen um Verteilungen und Ergebnisse zu veranschaulichen.
8. **Regressionsmodelle** eignen sich um für potenzielle Einflussvariablen zu adjustieren bzw. diese zu identifizieren.

4.6 Ausblick

Neben den in diesem *essential* aufgezeigten Aspekten gilt es in der Regel im Rahmen einer Auswertung weitere „Herausforderungen" zu meistern. Wie soll mit fehlenden Werten umgegangen werden? Welche Sensitivitätsanalysen sollen durchgeführt werden, um zu evaluieren inwiefern die Ergebnisse von (implizit) getroffenen Annahmen abhängen? Gibt es womöglich Zentrumseffekte? Wie können erhobene Daten im Verlauf ausgewertet werden? Gibt es sogenannte competing risks? Und vieles mehr. Es ist daher ratsam einen Biometriker, sofern möglich, hinzuzuziehen.

Jetzt wünschen wir erstmal viel Erfolg und Vergnügen bei der Lektüre und dem selbstständigen Auswerten!

Was Sie aus diesem *essential* mitnehmen können

In diesem *essential* haben Sie anhand eines klinischen Studienbeispiels

- eine Struktur für den Ablauf der Auswertung von Studiendaten kennengelernt
- einzelne Schritte anhand von SPSS aufgezeigt bekommen und können sie nachvollziehen
- die wichtigsten Aspekte in Form von Merke!-Kästen zusammengefasst
- Ausblicke und weiterführende Hinweise erhalten

© Springer Fachmedien Wiesbaden GmbH, ein Teil von Springer Nature 2019 45
L. Benner et al., *Auswertung klinischer Studien mit SPSS,*
essentials, https://doi.org/10.1007/978-3-658-23440-9

Literatur

Aaronson, N. (1993). The European Organization for Research and Treatment of Cancer QLQ-C30: a quality-of-life instrument for use in international clinical trials in oncology. *Journal of the National Cancer Institute, 85*(5), 365–376.

Altman, D. G., & Bland, J. M. (1995). Statistics notes: Absence of evidence is not evidence of absence. *BMJ, 311*(7003), 485.

Bender, R., Lange, S., & Ziegler, A. (2007). Multiples Testen. *Deutsche Medizinische Wochenschrift, 132*, 26–29.

Lange, S., Bender, R., & Ziegler, A. (2007). Äquivalenzstudien und Nicht-Unterlegenheitsstudien. *Deutsche Medizinische Wochenschrift, 132*, 53–56.

Moore, M. J., Goldstein, D., Hamm, J., Figer, A., Hecht, J. R., Gallinger, S., Au, H. J., Murawa, P., Walde, D., Wolff, R. A., Campos, D., Lim, R., Ding, K., Clark, G., Voskoglou-Nomikos, T., Ptasynski, M., & Parulekar, W. (2007). Erlotinib plus gemcitabine compared with gemcitabine alone in patients with advanced pancreatic cancer: A phase III trial of the National Cancer Institute of Canada Clinical Trials Group. *Journal of Clinical Oncology, 25*(15), 1960–1966.

Schumacher, M., & Schulgen, G. (2008). *Methodik klinischer Studien*. Berlin: Springer.

Wickham, H. (2014). Tidy data. *Journal of Statistical Software, 59*(10), 1–23.

Zwiener, I., Blettner, M., & Hommel, G. (2011). Survival analysis - part 15 of a series on evaluation of scientific publications. *Deutsches Ärzteblatt International, 108*(10), 163–169.

© Springer Fachmedien Wiesbaden GmbH, ein Teil von Springer Nature 2019   47
L. Benner et al., *Auswertung klinischer Studien mit SPSS,*
essentials, https://doi.org/10.1007/978-3-658-23440-9